U0712183

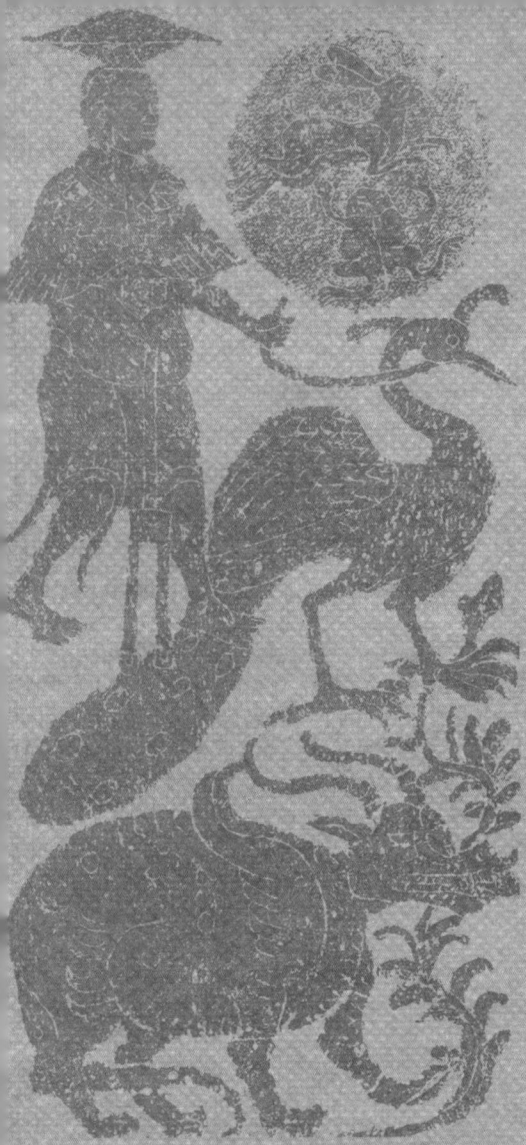

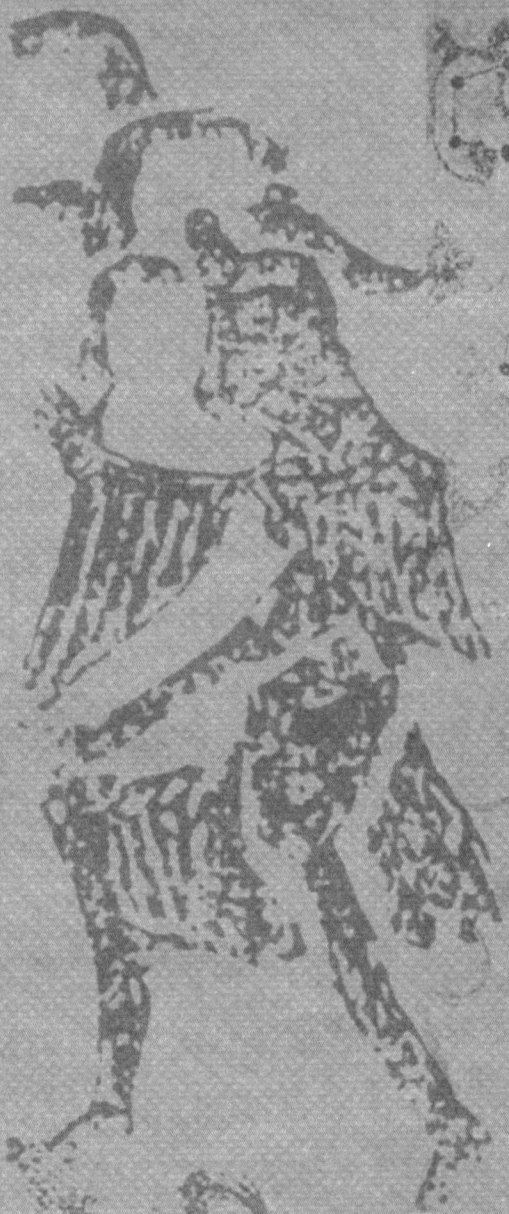

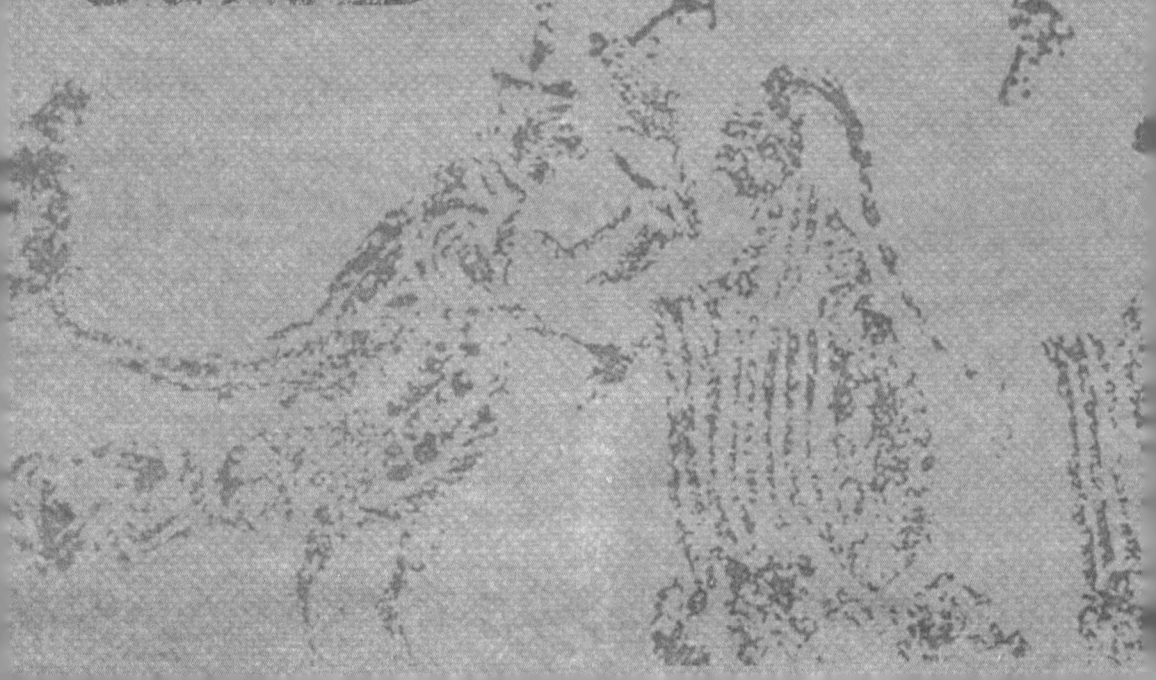

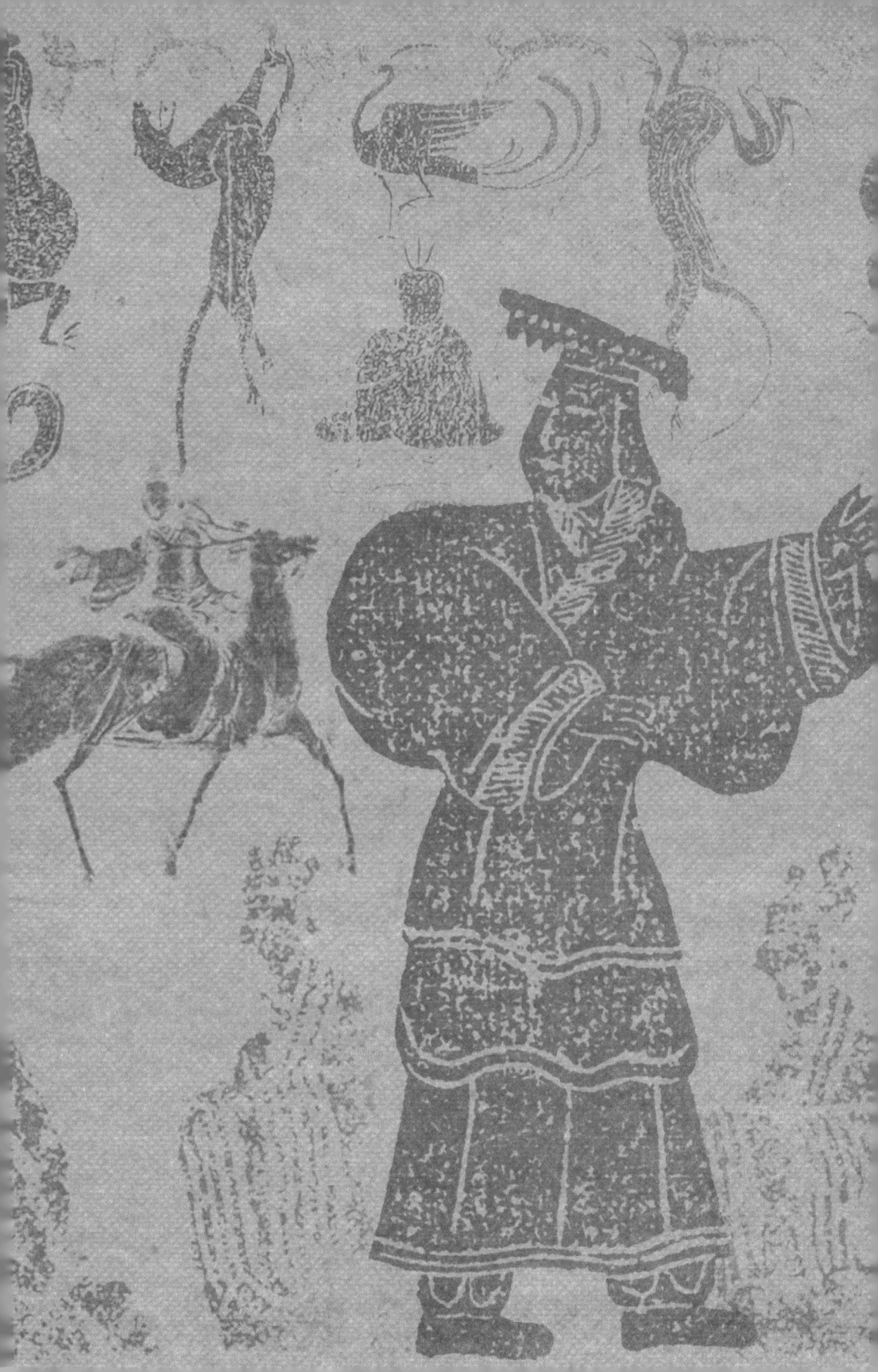

中国古医籍整理丛书

伤寒兼证析义

清·张倬 著

邹 杰 赵会茹 左瑞庭
周红霞 员 兵 刘宇馨 校注

中国中医药出版社

·北 京·

图书在版编目（CIP）数据

伤寒兼证析义／（清）张倬著；邹杰等校注．—北京：中国中医药出版社，2016.11

（中国古医籍整理丛书）

ISBN 978 - 7 - 5132 - 3700 - 0

Ⅰ.①伤… Ⅱ.①张… ②邹… Ⅲ.①伤寒（中医）- 中国 - 清代 Ⅳ.①R254.1

中国版本图书馆 CIP 数据核字（2016）第 251766 号

中 国 中 医 药 出 版 社 出 版
北京市朝阳区北三环东路 28 号易亨大厦 16 层
邮政编码 100013
传真 010 64405750
保定市中画美凯印刷有限公司印刷
各地新华书店经销

*

开本 710×1000 1/16 印张 7.5 字数 48 千字
2016 年 11 月第 1 版 2016 年 11 月第 1 次印刷
书 号 ISBN 978 - 7 - 5132 - 3700 - 0

*

定价 25.00 元

网址 www.cptcm.com

如有印装质量问题请与本社出版部调换

版权专有 侵权必究

社长热线 010 64405720

购书热线 010 64065415 010 64065413

微信服务号 zgzyycbs

书店网址 csln.net/qksd/

官方微博 http://e.weibo.com/cptcm

淘宝天猫网址 http://zgzyycbs.tmall.com

国家中医药管理局
中医药古籍保护与利用能力建设项目
组织工作委员会

主　任　委　员　王国强

副 主 任 委 员　王志勇　李大宁

执 行 主 任 委 员　曹洪欣　苏钢强　王国辰　欧阳兵

执行副主任委员　李　昱　武　东　李秀明　张成博

委　　　员

各省市项目组分管领导和主要专家

（山东省）武继彪　欧阳兵　张成博　贾青顺

（江苏省）吴勉华　周仲瑛　段金廒　胡　烈

（上海市）张怀琼　季　光　严世芸　段逸山

（福建省）阮诗玮　陈立典　李灿东　纪立金

（浙江省）徐伟伟　范永升　柴可群　盛增秀

（陕西省）黄立勋　呼　燕　魏少阳　苏荣彪

（河南省）夏祖昌　刘文第　韩新峰　许敬生

（辽宁省）杨关林　康廷国　石　岩　李德新

（四川省）杨殿兴　梁繁荣　余曙光　张　毅

各项目组负责人

王振国（山东省）　　王旭东（江苏省）　　张如青（上海市）

李灿东（福建省）　　陈勇毅（浙江省）　　焦振廉（陕西省）

蔡永敏（河南省）　　鞠宝兆（辽宁省）　　和中浚（四川省）

项目专家组

顾　问　马继兴　张灿玾　李经纬

组　长　余瀛鳌

成　员　李致忠　钱超尘　段逸山　严世芸　鲁兆麟
　　　　郑金生　林端宜　欧阳兵　高文柱　柳长华
　　　　王振国　王旭东　崔　蒙　严季澜　黄龙祥
　　　　陈勇毅　张志清

项目办公室（组织工作委员会办公室）

主　任　王振国　王思成

副主任　王振宇　刘群峰　陈榕虎　杨振宁　朱毓梅
　　　　刘更生　华中健

成　员　陈丽娜　邱　岳　王　庆　王　鹏　王春燕
　　　　郭瑞华　宋咏梅　周　扬　范　磊　张永泰
　　　　罗海鹰　王　爽　王　捷　贺晓路　熊智波

秘　书　张丰聪

前 言

中医药古籍是传承中华优秀文化的重要载体，也是中医学传承数千年的知识宝库，凝聚着中华民族特有的精神价值、思维方法、生命理论和医疗经验，不仅对于传承中医学术具有重要的历史价值，更是现代中医药科技创新和学术进步的源头和根基。保护和利用好中医药古籍，是弘扬中国优秀传统文化、传承中医学术的必由之路，事关中医药事业发展全局。

1949 年以来，在政府的大力支持和推动下，开展了系统的中医药古籍整理研究。1958 年，国务院科学规划委员会古籍整理出版规划小组在北京成立，负责指导全国的古籍整理出版工作。1982 年，国务院古籍整理出版规划小组召开全国古籍整理出版规划会议，制定了《古籍整理出版规划（1982—1990）》，卫生部先后下达了两批 200 余种中医古籍整理任务，掀起了中医古籍整理研究的新高潮，对中医文化与学术的弘扬、传承和发展，发挥了极其重要的作用，产生了不可估量的深远影响。

2007 年《国务院办公厅关于进一步加强古籍保护工作的意见》明确提出进一步加强古籍整理、出版和研究利用，以及

"保护为主、抢救第一、合理利用、加强管理"的方针。2009年《国务院关于扶持和促进中医药事业发展的若干意见》指出，要"开展中医药古籍普查登记，建立综合信息数据库和珍贵古籍名录，加强整理、出版、研究和利用"。《中医药创新发展规划纲要（2006—2020）》强调继承与创新并重，推动中医药传承与创新发展。

2003~2010年，国家财政多次立项支持中国中医科学院开展针对性中医药古籍抢救保护工作，在中国中医科学院图书馆设立全国唯一的行业古籍保护中心，影印抢救濒危珍本、孤本中医古籍1640余种；整理发布《中国中医古籍总目》；遴选351种孤本收入《中医古籍孤本大全》影印出版；开展了海外中医古籍目录调研和孤本回归工作，收集了11个国家和2个地区137个图书馆的240余种书目，基本摸清流失海外的中医古籍现状，确定国内失传的中医药古籍共有220种，复制出版海外所藏中医药古籍133种。2010年，国家财政部、国家中医药管理局设立"中医药古籍保护与利用能力建设项目"，资助整理400余种中医药古籍，并着眼于加强中医药古籍保护和研究机构建设，培养中医古籍整理研究的后备人才，全面提高中医药古籍保护与利用能力。

在此，国家中医药管理局成立了中医药古籍保护和利用专家组和项目办公室，专家组负责项目指导、咨询、质量把关，项目办公室负责实施过程的统筹协调。专家组成员对古籍整理研究具有丰富的经验，有的专家从事古籍整理研究长达70余年，深知中医药古籍整理研究的重要性、艰巨性与复杂性，履行职责认真务实。专家组从书目确定、版本选择、点校、注释等各方面，为项目实施提供了强有力的专业指导。老一辈专家的学术水平和智慧，是项目成功的重要保证。项目承担单位山东中医药大学、南京中医药大学、上海中医药大学、福建中医药大学、浙江省中医药研究院、陕西省中医药研究院、河南省中医药研究院、辽宁中医药大学、成都中医药大学及所在省市中医药管理部门精心组织，充分发挥区域间互补协作的优势，并得到承担项目出版工作的中国中医药出版社大力配合，全面推进中医药古籍保护与利用网络体系的构建和人才队伍建设，使一批有志于中医学术传承与古籍整理工作的人才凝聚在一起，研究队伍日益壮大，研究水平不断提高。

本着"抢救、保护、发掘、利用"的理念，该项目重点选择近60年未曾出版的重要古医籍，综合考虑所选古籍的保护价值、学术价值和实用价值。400余种中医药古籍涵盖了医经、基础理论、诊法、伤寒金匮、温病、本草、方书、内科、外科、女科、儿科、伤科、眼科、咽喉口齿、针灸推拿、养生、医案医话医论、医史、临证综合等门类，跨越唐、宋、金元、明以迄清末。全部古籍均按照项目办公室组织完成的行业标准《中医古籍整理规范》及《中医药古籍整理细则》进行整理校注，绝大多数中医药古籍是第一次校注出版，一批孤本、稿本、抄本更是首次整理面世。对一些重要学术问题的研究成果，则集中收录于各书的"校注说明"或"校注后记"中。

"既出书又出人"是本项目追求的目标。近年来，中医药古籍整理工作形势严峻，老一辈逐渐退出，新一代普遍存在整理研究古籍的经验不足、专业思想不坚定等问题，使中医古籍整理面临人才流失严重、青黄不接的局面。通过本项目实施，搭建平台，完善机制，培养队伍，提升能力，经过近5年的建设，锻炼了一批优秀人才，老中青三代齐聚一堂，有效地稳定了研究队伍，为中医药古籍整理工作的开展和中医文化与学术的传承提供必备的知识和人才储备。

本项目的实施与《中国古医籍整理丛书》的出版，对于加强中医药古籍文献研究队伍建设、建立古籍研究平台，提高古籍整理水平均具有积极的推动作用，对弘扬我国优秀传统文化，推进中医药继承创新，进一步发挥中医药服务民众的养生保健与防病治病作用将产生深远影响。

第九届、第十届全国人大常委会副委员长许嘉璐先生，国家卫生计生委副主任、国家中医药管理局局长、中华中医药学会会长王国强先生，我国著名医史文献专家、中国中医科学院马继兴先生在百忙之中为丛书作序，我们深表敬意和感谢。

由于参与校注整理工作的人员较多，水平不一，诸多方面尚未臻完善，希望专家、读者不吝赐教。

国家中医药管理局中医药古籍保护与利用能力建设项目办公室
二〇一四年十二月

许 序

"中医"之名立，迄今不逾百年，所以冠以"中"字者，以别于"洋"与"西"也。慎思之，明辨之，斯名之出，无奈耳，或亦时人不甘泯没而特标其犹在之举也。

前此，祖传医术（今世方称为"学"）绵延数千载，救民无数；华夏屡遭时疫，皆仰之以度困厄。中华民族之未如印第安遭染殖民者所携疾病而族灭者，中医之功也。

医兴则国兴，国强则医强。百年运衰，岂但国土肢解，五千年文明亦不得全，非遭泯灭，即蒙冤扭曲。西方医学以其捷便速效，始则为传教之利器，继则以"科学"之冕畅行于中华。中医虽为内外所夹击，斥之为蒙昧，为伪医，然四亿同胞衣食不保，得获西医之益者甚寡，中医犹为人民之所赖。虽然，中国医学日益陵替，乃不可免，势使之然也。呜呼！覆巢之下安有完卵？

嗣后，国家新生，中医旋即得以重振，与西医并举，探寻结合之路。今也，中华诸多文化，自民俗、礼仪、工艺、戏曲、历史、文学，以至伦理、信仰，皆渐复起，中国医学之兴乃属必然。

迄今中医犹为国家医疗系统之辅，城市尤甚。何哉？盖一则西医赖声、光、电技术而于20世纪发展极速，中医则难见其进。二则国人惊羡西医之"立竿见影"，遂以为其事事胜于中医。然西医已自觉将入绝境：其若干医法正负效应相若，甚或负远逾于正；研究医理者，渐知人乃一整体，心、身非如中世纪所认定为二对立物，且人体亦非宇宙之中心，仅为其一小单位，与宇宙万象万物息息相关。认识至此，其已向中国医学之理念"靠拢"矣，虽彼未必知中国医学何如也。唯其不知中国医理何如，纯由其实践而有所悟，益以证中国之认识人体不为伪，亦不为玄虚。然国人知此趋向者，几人？

国医欲再现宋明清高峰，成国中主流医学，则一须继承，一须创新。继承则必深研原典，激清汰浊，复吸纳西医及我藏、蒙、维、回、苗、彝诸民族医术之精华；创新之道，在于今之科技，既用其器，亦参照其道，反思己之医理，审问之，笃行之，深化之，普及之，于普及中认知人体及环境古今之异，以建成当代国医理论。欲达于斯境，或需百年欤？予恐西医既已醒悟，若加力吸收中医精粹，促中医西医深度结合，形成21世纪之新医学，届时"制高点"将在何方？国人于此转折之机，能不忧虑而奋力乎？

予所谓深研之原典，非指一二习见之书、千古权威之作；就医界整体言之，所传所承自应为医籍之全部。盖后世名医所著，乃其秉诸前人所述，总结终生行医用药经验所得，自当已成今世、后世之要籍。

盛世修典，信然。盖典籍得修，方可言传言承。虽前此50余载已启医籍整理、出版之役，惜旋即中辍。阅20载再兴整理、出版之潮，世所罕见之要籍千余部陆续问世，洋洋大观。

今复有"中医药古籍保护与利用能力建设"之工程，集九省市专家，历经五载，董理出版自唐迄清医籍，都400余种，凡中医之基础医理、伤寒、温病及各科诊治、医案医话、推拿本草，俱涵盖之。

噫！璐既知此，能不胜其悦乎？汇集刻印医籍，自古有之，然孰与今世之盛且精也！自今而后，中国医家及患者，得览斯典，当于前人益敬而畏之矣。中华民族之屡经灾难而益蕃，乃至未来之永续，端赖之也，自今以往岂可不后出转精乎？典籍既蜂出矣，余则有望于来者。

谨序。

第九届、十届全国人大常委会副委员长

许嘉璐

二〇一四年冬

王 序

中医学是中华民族在长期生产生活实践中，在与疾病作斗争中逐步形成并不断丰富发展的医学科学，是中国古代科学的瑰宝，为中华民族的繁衍昌盛作出了巨大贡献，对世界文明进步产生了积极影响。时至今日，中医学作为我国医学的特色和重要医药卫生资源，与西医学相互补充、相互促进、协调发展，共同担负着维护和促进人民健康的任务，已成为我国医药卫生事业的重要特征和显著优势。

中医药古籍在存世的中华古籍中占有相当重要的比重，不仅是中医学术传承数千年最为重要的知识载体，也是中医为中华民族繁衍昌盛发挥重要作用的历史见证。中医药典籍不仅承载着中医的学术经验，而且蕴含着中华民族优秀的思想文化，凝聚着中华民族的聪明智慧，是祖先留给我们的宝贵物质财富和精神财富。加强对中医药古籍的保护与利用，既是中医学发展的需要，也是传承中华文化的迫切要求，更是历史赋予我们的责任。

2010年，国家中医药管理局启动了中医药古籍保护与利用能力建设项目。这既是传承中医药的重要工程，也是弘扬优秀民族文化的重要举措，不仅能够全面推进中医药的有效继承和创新发展，为维护人民健康做出贡献，也能够彰显中华民族的璀璨文化，为实现中华民族伟大复兴的中国梦作出贡献。

相信这项工作一定能造福当今，嘉惠后世，福泽绵长。

国家卫生和计划生育委员会副主任

国家中医药管理局局长

中华中医药学会会长

王国强

二〇一四年十二月

马 序

　　新中国成立以来，党和国家高度重视中医药事业发展，重视古籍的保护、整理和研究工作。自 1958 年始，国务院先后成立了三届古籍整理出版规划小组，分别由齐燕铭、李一氓、匡亚明担任组长，主持制订了《整理和出版古籍十年规划（1962—1972）》《古籍整理出版规划（1982—1990）》《中国古籍整理出版十年规划和"八五"计划（1991—2000）》等，而第三次规划中医药古籍整理即纳入其中。1982 年 9 月，卫生部下发《1982—1990 年中医古籍整理出版规划》，1983 年 1 月，中医古籍整理出版办公室正式成立，保证了中医古籍整理出版规划的实施。2002 年 2 月，《国家古籍整理出版"十五"（2001—2005）重点规划》经新闻出版署和全国古籍整理出版规划领导小组批准，颁布实施。其后，又陆续制定了国家古籍整理出版"十一五"和"十二五"重点规划。国家财政多次立项支持中国中医科学院开展针对性中医药古籍抢救保护工作，文化部在中国中医科学院图书馆专门设立全国唯一的行业古籍保护中心，国家先后投入中医药古籍保护专项经费超过 3000 万元，影印抢救濒危珍、善、孤本中医古籍 1640 余种，开展了海外中医古籍目录调研和孤本回归工作。2010 年，国家财政部、国家中医药管理局安排国家公共卫生专项资金，设立了"中医药古籍保护与利用能力建设项目"，这是继 1982～1986 年第一批、第二批重要中医药古籍整理之后的又一次大规模古籍整理工程，重点整理新中国成立后未曾出版的重要古籍，目标是形成并普及规范的通行本、传世本。

为保证项目的顺利实施，项目组特别成立了专家组，承担咨询和技术指导，以及古籍出版之前的审定工作。专家组中的许多成员虽逾古稀之年，但老骥伏枥，孜孜不倦，不仅对项目进行宏观指导和质量把关，更重要的是通过古籍整理，以老带新，言传身教，培养一批中医药古籍整理研究的后备人才，促进了中医药古籍保护和研究机构建设，全面提升了我国中医药古籍保护与利用能力。

作为项目组顾问之一，我深感中医药古籍保护、抢救与整理工作的重要性和紧迫性，也深知传承中医药古籍整理经验任重而道远。令人欣慰的是，在项目实施过程中，我看到了老中青三代的紧密衔接，看到了大家的坚持和努力，看到了年轻一代的成长。相信中医药古籍整理工作的将来会越来越好，中医药学的发展会越来越好。

欣喜之余，以是为序。

中国中医科学院研究员

马继兴

二〇一四年十二月

校注说明

《伤寒兼证析义》系清代医家张倬所著。本书独辟蹊径，专论伤寒与杂病并见诸病，言简意赅，以问答形式论及十七种伤寒兼证，用病案佐论医理，所论医理深入浅出，故不论对医理研究或是中医临床均大有裨益。

一、作者及成书

张倬，字飞畴，江南长洲（今江苏省吴县）人。其父张璐（1617—1700），字路玉，晚号石顽老人，与喻昌、吴谦齐名，共誉为我国清初三大医家，著有《伤寒缵论》《伤寒绪论》《张氏医通》《本经逢原》《诊宗三昧》等著作。其兄张登，字诞先，著有《伤寒舌鉴》一卷。以上六部书与《伤寒兼证析义》一书合称《张氏医书七种》。

《伤寒兼证析义》成书于清康熙四年（1665），专论伤寒兼证。全书共一卷，正文分17篇，列举17种兼伤寒的病证，附录4篇。

二、版本源流及底本、校本的选择

本书现存版本众多，既有单行本，也有《伤寒大成》《张氏医书七种》等丛书本，且《四库全书》《中国医学大成》均有收录。其中，清康熙六年（1667）隽永堂本藏板《伤寒大成》为现存最早的版本，内容完整，字迹清晰，既为足本，又由其门人精校，故选为底本（以下称为"隽永堂本"）。日本享保十三年（1728）东都玉芝堂刻本刻工精良，字迹清晰，内容完整，且为善本，具有较高的文献价值，故选为主校本（以下称为"玉芝堂本"）。文渊阁《四库全书·子部八九医家类》收录本书，全书具有较高学术和文献价值，作为参校本（以下简称"文渊阁本"）。

三、校注原则与体例

以尊重原著、保持原貌为原则，并适当考虑现代阅读方式的需要，对底本进行标点、校勘、注释。其具体情况大致如下：

1. 将繁体字竖排本，改为简化字横排本，对出现的异体字、俗写字以规范简化字律齐，不出注；按国家标准《标点符号用法》进行标点。

2. 底本错误的予以纠正，出是非性校记；底本与校本不同，校本义胜者，出倾向性校记；底、校本一致，但按文义疑有误又缺乏依据未能遽定者，保留原文，出存疑校记。

3. 对原文中的冷僻费解及具有特定含义的字词、术语等进行解释，包括注字音、释通假、解词义、详出处等。

4. 校勘记及注释记排列于当页之末，混合编码。肩码用①、②、③……依次标出。重复出现相同的字、词，则在首见处出注，后出者不再注。

5. 出现如"己、已、巳"、"戊、戌、戍"、"曰、日"混淆的情况，属于一般笔画之误，则径改，不出注。

6. 原书中"症"与"证"保持原貌。营血（营卫等）之"营"有写为"荣"者，保持原貌。

7. 底本中表示舌苔之义时，"苔"与"胎"并存，对此一律以"苔"律齐，不出注。

8. 底本中出现的不规范药名，如"霍香""芎藭"等，一律以规范名"藿香""川芎"律齐，不出校注。

陆 序

　　治岐黄之术者，病源种种，皆可按脉设方，从容奏效，而独伤寒一科，或突如其来，或倏①传而变，且或杂以他症，滞以宿疴，指下稍有疑误，而技经肯綮②之间，毫厘千里矣。西郊张路玉③先生世擅其学，为时国手，而令胤④飞畴⑤氏读其父书，能复加之以神悟，故于百病中于伤寒尤为精究。凡经络之所繇⑥盘互，气候之所繇转移，阴阳炎冷之所繇更端而变换，咸克⑦以洞垣⑧之见，综百家之说，与居恒之所相参质⑨者，集其成以付剞劂⑩。而颜⑪之曰"伤寒兼证析义"。此书成而兼证之治始有指南，岂独菑畲堂构⑫为张氏一家言，将以佐造化之

　　① 倏（shū 叔）：忽然。
　　② 技经肯綮：典出庄子《庖丁解牛》："技经肯綮之未尝，而况大軱乎！"肯綮，指筋骨结处，此指刀子碰到筋骨接合部，喻技不娴熟。
　　③ 张路玉：清初医家张璐，字路玉，号石顽老人。著有《张氏医通》《诊宗三昧》《本经逢原》《伤寒缵论》《伤寒绪论》等。
　　④ 令胤（yìn 印）：指张路玉的儿子（赞称）。
　　⑤ 飞畴：即本书作者张倬，字飞畴。
　　⑥ 繇（yóu 油）：同"由"，指原由。
　　⑦ 克：能够。
　　⑧ 洞垣：喻观察明晰而通透。典出《史记·扁鹊仓公列传》："扁鹊以其言饮药三十日，视见垣一方人。"
　　⑨ 参质：参考质正。
　　⑩ 剞劂（jījué 机决）：雕版，刻印。
　　⑪ 颜：原义指脸面，此喻书的封面。
　　⑫ 菑畲（zī shē 咨奢）堂构：喻祖先的遗业。菑畲，指耕耘；堂构，指筑堂基，建房舍。

生成，遂斯民之涵育，一匕刀圭①，不啻②与司命③衡相抗矣。昔人有言：不为名相，则为名医。今路玉父子药上重来，声名聿④起，如伊尹⑤之有伊陟⑥，韦贤⑦之有韦成⑧，青囊⑨继踵，亦何逊于黄扉⑩再世哉！刻成，问序于予，予未能析其义也，姑为之约略其辞，而飞畴氏寿民之思，虽以鼓吹《灵》《素》《金匮》之书可已。

晚庵道人陆世廉⑪拜题时年八十有四

---

① 刀圭：中药的量器名，也指药物。
② 不啻（chì 赤）：不异于。
③ 司命：掌管人生命的神。
④ 聿（yù 玉）：用在句首或句中，起顺承作用。
⑤ 伊尹：商初大臣。相传为中药汤剂创始人。
⑥ 伊陟（zhì 至）：商朝贤臣，伊尹之子。
⑦ 韦贤：西汉名儒，以经书致仕。
⑧ 韦成：指韦贤之子韦玄成，西汉名臣。
⑨ 青囊：古代医家存放医书的袋子。代指医术。
⑩ 黄扉：古代丞相、三公、给事中等官办事的地方，以黄色涂门上。此处指张璐祖上世代官宦。
⑪ 陆世廉：明末清初杂剧作家，字起顽，号晚庵。著有《西台记》《八叶霜》《曲录》等。

目 录

中风兼伤寒论 …………… 一

虚劳兼伤寒论 …………… 六

中满肿胀兼伤寒论 …… 一一

噎膈反胃兼伤寒论 …… 一四

内伤兼伤寒论 ………… 一六

宿食兼伤寒论 ………… 一八

素患咳嗽家兼伤寒论 … 二二

宿病咽干闭塞兼伤寒论

………………… 二六

头风兼伤寒论 ………… 二九

心腹诸痛兼伤寒论 …… 三二

亡血家兼伤寒论 ……… 三五

多汗家兼伤寒论 ……… 四〇

积聚动气兼伤寒论 …… 四二

疝证兼伤寒论 ………… 四五

淋浊兼伤寒论 ………… 四七

泻痢兼伤寒论 ………… 五〇

胎产兼伤寒论 ………… 五三

附 ………………… 五六

　经脉 ……………… 五六

　奇经 ……………… 六六

　运气 ……………… 七〇

　方宜 ……………… 七五

校注后记 ……………… 八一

中风兼伤寒论

晨窗雪霁①，光射四壁，张子被褐②方起，诵雪峤③"熟煮春风劈烂椽"之句。客有量屐④过我，而进《苦雪篇》者，中有"冻馁相继倒"一语，怃然⑤久之。因呼从事炉头，相与平章风雅，杯斝⑥内，论及医道之难，而伤寒为最难，伤寒而挟杂病者尤难。是以亘古绝无兼该⑦之例，后世不能兼善其术也。余曰：安有滔滔江汉，不通潮汐者乎。苟能纯一其道，则圆机在我，活法随人，何虑兼证之不克哉。客举手称善，请析中风兼伤寒义始。

问：中经络兼伤寒？

曰：伤寒邪从外入，中风风从内召，虽同具汗下和解之法，而虚实之机微有不同。伤寒悉从外邪起见，故必分营卫经络，一毫不可混淆。中风外内合邪，故攻表必兼养正，如小续命中芎、归、参、附之类。即兼伤寒者，亦当

① 霁（jì 济）：雨雪停止。
② 被褐：披衣服。被，通"披"；褐，指粗布衣服。
③ 雪峤：朱圆信，明代禅宗大师，号雪峤，著有《雪峤禅师语录》。
④ 量屐（jī 机）：双木鞋。量，通"緉"，即今"双"字义。屐，木鞋。
⑤ 怃然：怅然失意的样子。
⑥ 杯斝（jiǎ 甲）：饮酒器的统称。斝，指古代青铜制的酒器，圆口，三足。
⑦ 该：通"赅"，完备。

顾虑正气为主。若率意攻表，则营热转甚，在里之津液势
必随表药外泄，而为燥痒枯竭之证矣。

问：中血脉？

曰：中血脉，即伤寒之半表里证。伤寒邪未深入，但
须和解。中风阴血先亏，故必养血兼除风热，所谓"血行
风自灭"是也。在兼伤寒者，和解药中稍加调血之味，以
滋血燥，不得任用滋阴凉血药。

问：中腑兼伤寒？

曰：中腑多见闭证，与伤寒之里实胀闭不殊。伤寒邪
热入腑，灼烁阴津，故用承气①以泄其热，不得杂一味表
药，恐引热势上蒸也。中风是里热生风，木邪乘土，故攻
里必兼祛风热，如三化汤中用羌活之义。闭证而见痰鸣喘
胀、面赤口张，为正气暴绝，此必不治。

问：中脏兼伤寒？

曰：中脏多见脱证，与直中阴经之自利无异。古法用
三生饮治脾肺之中，地黄饮子治肾肝之中，侯氏黑散治心
与包络之中。然用以治脏虚受邪之证，诚为圣药。若卒中
昏迷、手撒遗尿，真阴失守之脱证，虽有合剂，不能复
起，况兼伤于寒者乎！

---

① 承气：泛指承气汤类。

问：类中兼伤寒？

曰：类中大纲有三，曰气衰，曰火暴，曰痰逆，总皆阳虚邪害空窍所致。河间之地黄饮子，为下虚上盛、阴火暴逆而设；东垣之三生饮，为脾肺气衰、痰积于中而设；丹溪之星香二陈①，为形盛气阻、痰盛于外而设。在兼伤寒者，三法俱不可效，惟和营卫中，随证加养气、导火豁痰药，斯为兼得之法。

问：中风本有六经形证，与兼感客邪何异？

曰：中风六经形证，是指口眼㖞斜，肢体麻瞀②等证而言，与伤寒六经见证不同，然亦间有恶寒发热之候。但中风虽有恶寒，必常时凛凛，或经日不止，不似外感之骤然恶寒发热如燔也。中风虽有火炎痰湿头痛，必时甚时减，或昼甚，或夜甚，不似外感之顿然发热大痛，昼夜不分也。中风虽有肢体烦疼，必麻痹不仁，或久卧床褥所致，不似外感之忽然壮热无汗，骨节烦疼也。中风虽有表虚自汗，必时常濈濈③，不似外感之蓊然发热，头痛自汗也。中风虽有往来寒热，必常常若此，不似外感之发热头痛，三四日而转入少阳也。中风虽有大便枯约，必平昔至圊④艰难，不似外感之大热数日，热邪入里而燥结不通也。

中风兼伤寒论

三

---

① 星香二陈：即星香二陈汤。
② 瞀（mào 冒）：据上下文，此当做"木"。
③ 濈（jí 及）濈：微微汗出。
④ 圊（qīng 青）：厕所。

中风虽有小水短涩，必向来不利，或见频数，不似外感之热结膀胱，烦渴引饮，小腹胀闭也。以此审辨，则中风之本证兼证可了然心目矣。

问：有年少体肥之人，平素左半身无汗，胁下一片常冷。数日前索逋①下乡，是日天气暴寒，舟中食饭一箸②，随食随冷，便觉凛凛畏寒，登崖失足颠仆，扶挟解带而寝。是夜即发热头痛，喘鸣胸满，遍体烦疼，腰脊左胁尤甚，左半身不能转动，仍冷不热，手足亦微冷。第三日扶病而归。其脉左手弦细，右手迟滑，绝不似外感之候。因见脉弦胁痛，与小柴胡二服，不应。又似半肢风废③，与小续命，亦不应。检方书中半身无汗例，当二陈、四物合用，按法治之，亦无效。今舌上微有薄苔，而左畔白滑、右畔微黄，得病后大便已去二次，去亦无多，小便略见黄涩。究竟此属何证？当与何药？

曰：此人素有寒饮结聚胁下，更兼内外感寒，加以惊仆痰逆，则发热喘鸣，头痛，胸满，身疼，势所必至。其右半经脉贯通处受邪，则从阳而化为热；左半寒饮积结之界，平时尚且无汗，纵有寒邪凑泊④，亦必从阴而酿寒。阳气不到之所，自然重着难移，阳气不行于脉，自然弦细

---

① 索逋 (bū)：催讨欠债。逋，原指逃亡，引申为拖欠。
② 箸 (zhù 住)：筷子。
③ 风废：因风而致的肢体不用。
④ 凑泊：附着。

搏指。至于右脉迟滑，手足微寒，皆缘脾气向衰，热势不盛，所以舌苔不能干燥，大便不能结硬。其小便黄涩一证，虽因肺胃气化不行，亦见下焦真阳未艾。斯人向后必夭，目今尚可挽回。当与五积散，昼夜三进。总藉①辛温解散之力，可以内消寒滞，中温血脉，外逐表邪，一举而有三得。其外可用白芥子、川乌、姜滓，炙热包熨之。俟②表邪分解，里气调和，然后用六君子加辛、附、姜、桂之属，徐温中气可也。

---

① 藉：借。
② 俟（sì 四）：等待。

虚劳兼伤寒论

问：虚劳之人，兼感风寒者，何以辨之？

曰：必先明受病之三纲，见证之五常，然后参详脉证，以辨客邪。三纲者，房劳伤、思郁伤、医药伤；五常者，骨蒸、咳嗽、吐血、泄泻、男子失精（女子不月）。此皆本病之常，他证虽繁，莫如此五者为甚。如平时骨蒸劳热时重时轻，火炎则面热颊赤，两角隐隐掣痛，忽然壮热头疼，不分昼夜，是感客邪也。平时咳嗽声怯，痰涎不应，忽然鼻塞声重，涕唾稠黏，是感客邪也。平时关尺脉弦，忽然人迎浮盛，是感客邪也。医不达此，每认本病变重，日与调补，助邪深入，伤残之余，立刻告竭。究竟不知其为风寒，而反归咎于饮食居处，不亦冤乎？

问：房劳伤者，先见何证？兼客邪者，当用何药？

曰：房劳伤者，作强太过，而伤其先天也。世俗谓之阴虚，而实兼伤阴中阳气，故曰先天。若云肾水受伤致病，则有质之精，依然后天水谷所化，安得谓之先天乎。惟素禀虚寒，阳气不振，恣饵金石①，热毒入于肾脏，伤

---

① 恣饵金石：肆意服用金石类药物。恣，放纵，此指肆意；饵，引申为吃。

耗真阴者，乃为阴虚。其证皆从下而上，由肾肝而至于脾，或先失血，或见遗精，次见咳嗽、骨蒸等证。真阳亏者，乏气少食，后见泄泻而危；真阴亏者，强中热中，必发痈肿而毙。故治本病之阳虚，八味肾气、异功、保元等药。兼外感者，黄芪建中。本病之阴虚，六味①、都气、补阴②、虎潜之类。有药毒者，滋肾丸洗涤之；兼客邪者，小建中加丹皮；先吐血者，为营血受伤，黄芪建中加当归；先遗精者，为封藏不固，桂枝加龙骨牡蛎汤。虽有外邪，无逾上法，但须参邪之盛衰，从少从多，以为活法可也。

问：思郁所伤，较斫丧③所致者，孰重孰轻？证治与房劳何异？

曰：斫丧是精气受伤，可用填补之剂。思郁是神气受困，七情之火交煎，真阴不久告匮，岂药石之所能疗哉。惟早适其志为第一义。此病起于肾，关乎心，而迫肺伤肝及脾，再交水火，谓之七传。初起骨蒸、干咳，继则亡血、失精、女子不月，至死而面色不衰，以其阴火蒸腾津液于上，所以肢体日削，神采愈鲜，不似房劳之精气先伤而形神枯索也。在初起真阴未耗时，急宜调治，如地黄丸、逍遥散、归脾汤之类。若经闭不行，而气体尚强，可

---

① 六味：即六味地黄丸。下文六味丸、地黄丸均同。

② 补阴：即大补丸。

③ 斫（zhuó苗）丧：摧残、伤害，特指因沉溺色欲而伤害身体。

用玉烛散①疏涤其热，次以《金匮》下瘀血汤作丸，归脾汤下之。倒经血溢于上者，亦然。男子失血遗精，都气丸加鳔胶②，与四乌鲗骨一藘茹丸③间服。有外感者，通宜小建中加大剂牡丹皮。服后热不除，合当归补血汤自止。若误与羌、防、升、柴等药，多致昏热痞闷，变害不测，慎之慎之！

问：医药伤者，伤在何经？治用何药？更加伤寒，尚可挽回否？

曰：此皆表邪发散不清，病留肺络而致咳嗽缠绵。医者不察，误认阴虚肺热，而与寒凉清肺，降火滋阴，其邪从皮毛入肺，而及心胃，为从上而下；亦有因寒凉伤胃，胃输寒气于肺，咸必先嗽而后寒热也。复有风热认作风寒，误投辛散而伤少阴之经者，必先咳唾脓血，而后泄利。又有汗下太过，失于调养而成。此则营卫受伤，必先微寒数热而后咳嗽。凡此皆能致虚，若于本门求治，百不一效，惟用伤寒搜涤之法，庶或可图。但得形气未衰，脉证相符，纵加客证，亦有成法。如邪留肺络而喘咳不休，脉见浮紧、浮数者，大小青龙、射干麻黄选用。喘咳有血

---

① 玉烛散：方名。出自张从正《儒门事亲》。

② 鳔胶：即鱼鳔胶。出自《本草纲目》，有补精益血、强肾固本之功效。

③ 四乌鲗骨一藘茹丸：方名。乌鲗骨，亦作"乌贼骨"，即海螵蛸；藘茹，即茜草。

者，《和剂》^①款冬花散之类。服二三剂而见鼻塞声重，有似伤风之状者，此邪从上泄也，即当以保元、异功，少加细辛调理中气，兼六味丸加桂枝滋其下元。若服二三剂，不应，反加喘咳脉疾，或腹痛声哑者，难矣。如寒凉伤胃而咳，畏寒少食，气口脉见紧细沉弦，大剂桂枝人参汤。服四五剂而见下血，或有积沫，小腹微痛，喜得温按者，邪从下泄也，小剂理中汤和之；七日不止者，难治。风热误用辛温者，麻黄升麻汤、葳蕤汤、消风散随轻重而施。以上等法，皆是因风寒久伏，故与兼客邪者同治。惟汗下太过者，当助正气，如十全大补、大建中、人参养营酌用。倘邪乘虚入，而见表证，新加汤^②、桂枝加附子汤、柴胡桂枝汤，谅^③寒热施治可也。

问：虚劳之因不同，而所见之证则一，其故何也？

曰：致病之因虽异，其所受病者，不过阴阳血气而已。故凡治疗，必察阴阳。如骨蒸劳热之晡^④发夜盛，善渴易饥者，阴虚也；昼日烦热，至夜稍安者，阳虚也。咳嗽咽干，咳甚略有黏痰者，阴虚也；嗽多清痰，嗽甚则呕水者，阳虚也。吐血紫赤浓厚光泽，或有结块星缕者，阴虚也；血色晦淡无光，吐久不凝，或虽有瘀结，多带痰水

---

① 和剂：指《太平惠民和剂局方》。
② 新加汤：指桂枝加芍药生姜各一两人参三两新加汤。
③ 谅：推想。
④ 晡（bū）：申时，即午后三点至五点。

者，阳虚也。泄泻臭秽，身热烦渴，或兼脓血者，阴虚也；泻下纯清水，或白沫者，阳虚也。失精梦寐不宁，二便引急，阴虚也；阴头寒，而精出不知，或溺后常有滑精者，阳虚也。经闭发热咳嗽，五心烦热者，阴虚也；少腹引痛而背微恶寒者，阴气有余，循经而乘阳位，必有干血，若经虽不行，但少食倦怠，腰腹不痛者，阳虚也。阳虚则气衰不能生血，经虽不通，必无结血，此病机之最要者，勿以其繁而忽。诸大都阴虚则热，阳虚则寒，阴阳俱虚则寒热之证错杂而见，又当审其偏胜而为处方。设不知此，日以不寒不热之剂投之，则偏者愈偏，胜者愈胜，永无均适之期矣。故智者临病，务在调其所偏，察其所变。诊察之际，其脉忽然鼓大，证异平时，便当推原饮食起居，以辨有无客邪之应。又有忽然恶寒发热，脉无常候，乃阴阳倚伏，亢极反害之大虚证，岂可亦认风寒而与开泄，不旋踵①而告变矣。历观此证，但阳虚可服参芪者，十全五六，阴虚不服参芪者，十难救一。若年在三旬②向外者，其人质干③已固，尚可斡旋④；如在二十上下，非特筋骨柔脆，抑且情性难制，纵极力图治，终难克效也。

---

① 旋踵：掉转脚跟，比喻时间极短。

② 旬：十岁。

③ 质干：躯体。战国·宋玉《神女赋》："素质干之醲实兮，志解泰而体闲。"

④ 斡（wò 卧）旋：扭转，挽回。

中满肿胀兼伤寒论

问：胀满兼伤寒，当与何药？

曰：先察其胀之属寒属热，详其邪之在表在里，方可议药。

问：诸胀腹大，皆属于热，恐无属寒之理？

曰：曷①观坛中之水，冰则胀，胀甚则裂，岂非寒极胀闭之一验乎？

问：胀满之寒热，何以为辨？

曰：诸病水液，澄澈清冷，皆属于寒；水液浑浊，皆属于热。然亦有本寒标热，而大便不实，小便赤涩者。大抵中满当辨痰饮食积，水肿当辨阳水阴水，鼓胀当辨气血虫积，此为大纲。

问：肿胀之表证，寒者何治，热者何治？

曰：中满肿胀之人，痰湿素盛，中气先伤，更加伤寒，未有不先犯胸膈，而为烦扰不宁，喘胀呕逆之患。外证虽有头疼发热，人迎未必紧盛，然往往有气口反大于人迎者，倘医者不加辨察，只认本病变重，而与清热利水，

---

① 曷（hé 和）：何不。

恣邪深入，辗转误药，不死不已。邪在表时，切不可动其痼疾，亦不可恣用表药，惟当和其营卫为主。如寒胀用桂枝加附子汤、五积散；热胀用桂枝加厚朴杏子仁汤、芎苏散之类；本寒标热者，膀胱津气大亏，慎不可用利水药，惟茯苓桂枝白术甘草汤加葱白最当。若溺闭小腹硬满者，合用春泽汤①，以五苓开结导水，四君滋其化源，此泻中寓补之义也。

问：见半表里证，何治？

曰：此病本在里，邪复向里，如大小柴胡之类，皆无妨碍。

问：见里证，何治？

曰：宿病虽有虚实寒热之不同，若更加外邪乘机内入，虽正气本虚，亦当微导以泄其热，或通幽门，或疏水道，随其攸②利。若以其虚而禁攻，则邪气流连，漫无解期矣。至于真元虚惫者，神丹不可复起也。

问：中满、水肿、鼓胀，兼伤寒者，治各有异否？

曰：三者皆属里证，咸禁升发。而中满者，汗剂中宜加痰气之药，则不致于逆满。水肿则可用开鬼门之法，惟极虚阴水与阴本阳标者戒汗。若鼓胀则大忌发汗，当理中

---

① 春泽汤：方名。出自明·戴元礼《证治要诀类方》。
② 攸（yōu 优）：助词，相当于"所"。

兼调营卫，多有浃然①汗出而解者。若用表剂则热转剧，胀转甚，必无得汗之理。至其传里，当各随本病之气血痰水，兼以养正药治之。慎勿以其虚而骤进壅补，亦不可因胀而擅用峻攻。此治虚中实邪之大法也。

---

① 浃（jiā 夹）然：湿透的样子。

噎膈反胃兼伤寒论

问：噎膈、反胃，异名同类，倘复为客邪所伤，其治亦仿佛①否？

曰：噎者，食即带痰而出，有时屈曲而下；膈者，膈②塞闭绝，上下不通；反胃者，饮食如常，后必倾囊而出。三证虽各有辨，而致病之由总不离乎郁结，故其治亦不甚相远。洁古③以"上焦吐者从乎气"言，食则暴吐，心下嘈杂，皆痰饮郁火所致；"中焦吐者从乎积"，每吐则膈间隐隐刺痛，必有死血，好饮热酒人每多犯此，若默默如痴者为虫积，《灵枢》所谓"虫为下膈"是也；"下焦吐者从乎寒"，食久不消，经日必吐，乃火衰不能生土，土不制水之候。王太仆④云：食不得入，是有火也；食入反出，是无火也。

观噎膈、反胃，证虽不一，其可治不可治，可一言而知。在老人，中气久衰，血液枯槁，更加郁结而成真膈者，即不兼伤寒，百不一疗。惟血气未衰之人，因痰饮死

---

① 仿佛：类似。

② 膈：借作"隔"。

③ 洁古：张元素之字，金代医家，著有《医学启源》《脏腑标本寒热虚实用药式》等。

④ 王太仆：指王冰，唐代医家，号启玄子，曾任太仆令。著有《重广补注黄帝内经素问》。

血搏结为患者，纵加表证，尚可图治。其证虽发热头痛，而足必冷，伤于寒则鼻燥身疼而脉微紧，中于风则鼻鸣干呕而脉微数，以中气久衰，不能鼓搏其脉，热势亦不能盛，与鼓胀之中蕴湿热者不同，是以辨治尤难。治此者，虽当散邪为急，然必先安中气，如甘草干姜汤加桂枝、姜、枣之类，切不可杂一味耗气破血攻伐宿病之药。若胃虚而逆，大半夏汤、藿香安胃散，皆以人参助胃气行药力也。胃中痰湿上逆，肠鸣膈痞者，半夏泻心汤，以干姜、黄连和其寒热，则不致于捍格①也。反胃呕吐而渴欲饮水者，茯苓泽泻汤，以泽泻引桂枝、干姜之辛入膀胱，行布水精于五经也。若肾虚水逆而②呕，金匮肾气丸，减半地黄，倍用桂枝，兼散邪以收摄之。热吐酸水哕逆，橘皮竹茹汤下佐金丸③。如见里证，不妨用下夺之法，使气下而不上，正与本病相合，如半夏生姜大黄汤、人参利膈丸，皆可应用。但胃中寒冷者，又为切戒。故仲景有"客热不能消谷、胃中寒冷则吐"之论，当效理中加枳实加附子等法治之。

---

① 捍格：互相抵触，格格不入。
② 而：原脱，据玉芝堂本补。
③ 佐金丸：即左金丸。

内伤兼伤寒论

问：劳力感寒，与伤寒证治何异？

曰：劳力是内伤其气，气伤者补之；伤寒是外伤其形，形伤者泻之。此形气俱伤，内虚外实，有攻补两难之势。复有兼停宿食者，尤为扼腕。设医者素无成见于胸中，必致发汗以伤其表，则外热转盛；消克以伤其里，则痞胀益坚。辗转戕伐①，计无所施，惟有极力攻下而已，深可慨也。夫内伤一证，因劳动太过，阳气亢极而化为火，火气内盛，阴气先亏，阳愈盛而阴愈衰，乃致清气不升，浊气不降，阴阳交错，谷气少进，胸中之阳，既不能内守，势必上逆外扰，而为身热头痛，有似乎伤寒之证，而实非外感之邪。《内经》所谓"阴虚生内热，阳盛则外热"是也。后世惟东垣深得其旨，因立补中益气汤，以升举清阳，补益中气，则浊阴不降而降矣。此方虽专为内伤脾胃而设，然邪乘虚入，非兼补则必不解，即于此汤稍加表药，热服取汗最捷。兼停宿食者，桂枝人参汤；若伤寒重而内伤轻，黄芪建中汤；至若始为热中，当确遵东垣补中益气之法；末传寒中，则又不能出仲景理中汤之范围也。

---

① 戕（qiāng 羌）伐：伤害。

问：仲景形作伤寒，其脉不弦紧而弱，弱者发渴。夫脉弱则无热邪，何故发渴？又何以知其为伤寒？

曰：伤寒一科，原以证为主，脉参之。此因劳形作力而感寒发热，故以形作伤寒目之，今世所谓劳力感寒者是也。夫伤寒之脉，法当弦紧，今因劳力伤其津气，气伤不能鼓运其脉，所以反弱；津耗不能上蒸于咽，所以作渴。虽非热邪灼烁使然，而津液受伤则一也。按切脉之道，古人原合望、闻、问三法而言，今之病家不达此理，深居帷幄，惟以切脉试医，医者又耻于详问，每多忽略。设遇此证此脉，得无误治之失乎。况人所禀之脉，与面目性情不殊，有偏大偏小，纯阴纯阳，反关四出，种种异状，皆生成本脉，岂可悉归之于病候耶。客云：向谓医道之难，莫甚于脉。今闻是言，则知诊法又不在七表八里，而在活法推详，几几乎难言之矣。余曰：医无难，察脉难，辨证难，用方难。夫察脉虽难于活法，而实无外乎规矩，不过原①其人之清浊贵贱、形志苦乐、与脉候之符与不符，便可推测病情之逆顺。譬诸塾师讲学得其旨者，自然不远于理。用方如儒者作文，人一其旨，能有几人合局。辨证如释氏参禅，未悟以前举止障碍，既彻以后触处灵通，信手拈来，头头是道，然后方可自信而为人司命也。

---

① 原：推究，考查。

宿食兼伤寒论

问：伤寒何以见有宿食？

曰：伤寒而见胸前大热，额颅胀，胸腹满，按之痛，或呕逆，或泄利，或腹痛，皆是停食之候。若右关脉见迟滑为宿食伤胃，涩伏为脾阴受伤，数盛为食积发热。往往有脉见促结，证见足冷，乃宿食妨碍经脉流行之道而然，不可遂认为代脉阴证。大抵伤寒有发热头疼，虽见脉沉足冷，阳道萎缩，皆是阳证夹阴，合用温中兼消导之剂，宿食一通，胃气敷布，又当从阳证例治也。若误认阴证而与四逆，则热势转亢，真阴立槁，多致亡血躁乱而死。误作实治而与承气，则真阴下脱，虚阳上逆，多致喘胀开泄而死。近有一医治尤德昭霍乱四逆，烦渴脉伏，误与温中药，遂呃逆发斑。屡更四医，杂治罔效，第七日求救于大人①，曰六脉洪滑而促，呃声频并，斑色焮②赤，舌本紫肿，证脉俱阳，始先所见厥利脉伏，皆宿食阻塞于中，脾气遏绝之候。肠中之垢虽下，胃中之实未除，与凉膈散去硝加犀角、黄连，一服斑退呃止而愈。复有少年患夹食伤寒，足冷，面戴阳，医用发汗药致动阴血，而见四逆、呕

---

① 大人：指作者之父张璐。
② 焮（xìn 信）：原义为炙，烧。这里指红肿而热。

泄无度，他医用枳实理中，夜半阳回足暖，前医复用消导收功，极诋参、术为非，病家反以为然，讵①知此证之生，全赖温中之力耳。一同道之室，伤寒夹食，自用疏表消导，四五日后邪热入里，而烦渴引饮，水道黄赤，与五苓散一服，遂致水逆不入，小便涓滴不通，昼夜懊憹②不安，下问于余，令用大剂五苓散，随吐随灌，继用栀子豉汤灌，吐稠痰水饮数升，二便随至，是夜即得宁寝而安。彼谓与自用之药未尝有异，但力未到，不得收功，安知其为先前误用五苓引邪犯本？故仍用五苓灌吐，领之外泄，其先后进退之机，难为世俗言也。

问：伤寒夹食，何者宜消？何者当下？

曰：大法先彻③外邪，继除里实。在胃则宜消，在肠则当下。若不分经腑，内外并治，必致引邪内犯，故有表证未除，不可攻里之戒。然人之所禀不无偏胜，宿食亦有寒热，不可一途而取。如胃中痰湿素盛，必兼理气豁痰；胃虚不能蕴热，必兼温中消导；有寒食伏久而化热者，当兼清食积之火；有过用消克伤胃者，当温养中气，以资健运之能。若夫下证之缓急，岂特④三阳明⑤三承气而已？如

① 讵（jù 句）：岂。
② 懊憹：烦乱。
③ 彻：透。
④ 特：单独。
⑤ 三阳明：阳明腑实证的三种不同证候，即大承气汤证、小承气汤证和调胃承气汤证。

虚寒坏病，非假①人参之力，则攻之不应；寒积固结，非藉附子行经，则下之不解；湿热胀闭，前后不通，下证最急，非用木香、苓、半开发痰气，则推之愈逆。大约水道不利，肠鸣腹满之证，必无燥结，大黄必须姜制，芒硝断不可施，与夏秋肠澼②同法。然有一下即安者，有下后肠空，胃中之实得下而复结者，即制剂之大小，亦当师以成法。如大承气以荡实热，大黄不妨顿用两许；双解散分解内外蕴热，和杂药不过二三钱，必续续而进，渐取开结之功；枳实栀子豉汤治食复，所加大黄不过博棋子大五六枚。临证处方之际，苟非讲明有素，必难合辙也。

问：伤寒停食证治，四时有异否？

曰：非但四时证治有异，病名传变各各不同，而水土方隅亦是不一。如西北土地高厚、风寒凛冽，患伤寒者非特冬时，春夏恒多有之。尝有北人在南感寒，二三日尚恶寒不止，直待服表药后方发热脉浮者。若岭南炎方③濒海，冬月不寒，阳气常泄，四时多患瘴疬，总无伤寒之病。在大江以南，水土卑弱，寒暖不时，伤寒与冬温常间杂而发。举世不察，概与辛温发汗，致变风温而死者多矣。亦有邪伏经中，至春夏而发为温病热病者，至于春夏非时暴寒之证，与伤寒迥殊。冬月寒水司令，其邪虽必从太阳而

---

① 假：借。
② 肠澼（pì 辟）：指大便下脓血之病证。
③ 炎方：南方属火，气候炎热，故称"炎方"。

入，实由阳维而斜次三阳，阴维而斜次三阴。盖邪气满溢，必注沟渠，所以不从十二经而随八脉①也。其有宿食者，则必并诸阳明，以其经上贯额颅，是以必胀，即腑实热蒸，头痛亦然。若夫春时感冒，则司令已属风木，必先少阳受邪，少阳在中，阳明太阳在外，受则三经俱受，故治感冒之药，皆不分经络，如芎苏②、神术③、正气④之类，为停食感冒之的方。春时阳气方升，致汗颇易，与蛰藏之令自是不同。夏月津本外泄，表气先虚，虽或触冒风露，消暑药中略兼透表即解。若恣用风药，不无鼓动痰湿之虞。如更加停食，必致喘胀逆满矣。大抵停食感寒，无论何时何证，但气口脉显滑盛，而手足温和者，皆为易治；若脉见短涩，而四肢逆冷者，必难克效。此为总诀。

---

① 八脉：指奇经八脉。
② 芎苏：即芎苏散。
③ 神术：即神术汤。
④ 正气：当指藿香正气散或不换金正气散。

素患咳嗽家兼伤寒论①

问：杂病以咳嗽为重，伤寒以咳嗽为轻。请明其故。

曰：杂病之繁冗难明者，莫如咳嗽为最。然究其源，不过胃气不清、阴火上乘二者而已。《内经》虽分五脏六腑诸咳，而所重尤在"聚于胃"、"关于肺"六字，此内因之大纲也。外感之咳嗽，有风从皮毛而入于肺者，有寒从背俞而入于肺者，有素患咳嗽复加风寒及形寒饮冷所致者。外感乃暴伤经络之邪，一表即清，故为轻。杂病积久而发，且有寒热虚实新久之不同，即善察病机者，急难获效，故为重。若夫外内合邪，邪正交互，脏腑纠结之证，断非见病医病者之可以克任②也。

问：胃气不清之咳，其病在胃，客邪所伤在经，治当从腑乎？从经乎？

曰：胃为脏腑之总司，肺为诸咳之门户，不但五脏之久咳乃移于六腑，即诸腑之气，靡③不本之于胃。故凡脏腑诸咳，咸聚于胃而关于肺也。所谓胃气不清者，言水谷之气不能如雾上蒸于肺而转溉诸脏，势必留积于胃，随热

---

① 素患咳嗽家兼伤寒论：原作"素患咳家兼伤风寒论"，据目录改。
② 克任：胜任。
③ 靡（mǐ）：无。

气而化为痰，随寒气而化为饮，胃中既为痰饮所滞，则输肺之气亦必不清，而为诸咳之患矣。其有六淫外感之邪者，又必兼经而治，如肺胃素有寒热痰饮，诸嗽皆用上焦阳分之药，则与风寒无碍。但虚嗽久嗽之兼风寒者，则难于补敛，稍费周旋耳。外感诸咳中，惟风热、风燥二证，世所难明。如冬时先伤非节之暖，复加风寒外遏，而致咳嗽痰结、咽肿身重、自汗脉浮者，风热也。治此者，当辛润以解其邪，如葳蕤汤之类。切勿误与辛热发汗，致变风温温毒，自利发斑，种种危殆。至于风燥一证，辨治尤难。盖燥为秋气，令不独行，必假风寒之威而令，乃振咳乃发也。然考之于《经》，则不曰"秋伤于燥"而言"秋伤于湿"何也？夫秋令本燥，以长夏湿土郁蒸之，余气渐渍身中，随秋令收敛而伏于肺卫之间，直待秋深燥令大行，与湿不能相容，至冬而为咳嗽也。此证有肺燥、胃湿，两难分解之势，古方中惟《千金》麦门冬汤、《千金》五味子汤二方，独得其秘。不知者以为敛散不分、燥润杂出，则又置而不用，总未达分解风燥之义耳。喻嘉言先生不明湿气内伏，燥令外伤之意，直云《内经》独遗"长夏伤于湿"句，致令秋伤于燥，误为伤湿，殊失《内经》精微之奥矣。

问：阴虚咳逆之人，龙火易于炎上，若更感风寒，而用升散之药，则虚火愈炎，为之奈何？

曰：胃气不清之痰嗽，证类繁多。若阴虚火炎之干咳，惟有房劳伤精、思郁伤脾两途。审系精伤则宜补精，神伤则当养神，一定法也。有客邪加临而见表证，频与小剂桂枝汤和其营卫，然必倍芍药以护阴，增胶饴以润燥，使中气有权，则阴火不致于上炎，以共襄①建中之功。况芍药得桂无酸寒收敛之虞，桂得芍药无妄动阴血之患。如气虚畏寒，手足寒者，则加黄芪；血虚烦热手心热者，则加牡丹皮。实阴虚感寒之神丹，即咳而小便利。若失小便者，亦不出是汤也。至若夏秋阴虚感冒，莫如葱白香豉汤最宜，兼可以救温病热病时行疫疠之阴虚者。家大人尝言崇祯辛巳，岁饥民困，江南疫疠大行，凡服发表攻里之药者皆死。惟用败毒散、补中益气汤，多有得生者。冯长年孝廉②，素患阴虚咳嗽而犯时气，遂用葱白香豉汤加人中黄、童便，三日而安。又一地师③，宿有血证，亦感是气，即用前汤，更加犀角、丹皮，服后大便下血而愈。此皆时气中之变证也。近王公峻先生治一孕妇风热咳嗽，已经发散后，胎上逼心，上气倚息，咳则遗尿，用紫苏饮去川芎、腹皮，加葳蕤、白薇，三剂而胎始宁。家昆④诞先治一少年，阴虚而伤秋燥，常时火炎干咳，五心烦热，妄梦

---

① 襄：帮助。
② 孝廉：明清两代对举人的称呼。
③ 地师：风水术士。
④ 昆：兄长。

失精，小水时白时黄，杪秋①忽大咳嗽，坐间遍地清痰，周身凛凛畏寒，肌表微微发热，咳甚则呕，呕则鼻衄如注，大便枯燥，小水如淋，先用异功散去术加山药，次与六味丸加麦冬、五味，半月而嗽方止。历推诸验，未有不重在本病者，大抵火炎干咳，悉是阴虚。古人虽有肾肝同治之论，然细格病情，多属肾水枯竭、肝脏多火之证，所以只宜壮水制阳。若导火之法，断断不可轻试也。

问：形寒饮冷所伤，与停食感冒何异？

曰：停食感冒，是三阳经受病，食虽停而未尝固结，胃腑未必受伤，故但于解表药中，略兼运痰理气，其食自消。此形受寒气、胃伤冷食、内外并伤，乃致移寒于肺而为咳，邻国尚然为壑，同气连枝之脾能无寒中之患乎。此一经一腑二脏同时受病，非桂枝人参汤、枳实理中汤、四逆加人参汤等不能图治，岂停食感冒之可与比例哉？

① 杪（miǎo 秒）秋：即晚秋。杪，指树枝的细梢，又指年月或四季的末尾。

宿病咽干闭塞兼伤寒论

问：人有素患咽中闭塞者，复伤于寒，则汗下俱禁；有平时咽喉干燥而患伤寒，则但禁汗而不禁下，何也？

曰：干燥与闭塞二者，轻重悬殊。素常咽中闭塞，是肾脏精血空虚，生阳之气不能随经上循喉咙，所以汗之则血随虚阳上脱，而厥冷蜷卧；下之则气随真阴下脱，而下利身疼，水浆不下也。平昔但干燥而不闭塞，乃胃中津液不充，所以不宜发汗。设不知此，而与汗剂重伤津液，不待经传入腑而为燥结之患矣。故善治者，一见里证，即当微下，以泄其热。若待结定而下，则与延①寇入室何异哉。

问：虚人不宜发汗者，并用建中以和之，如胃燥而用胶饴之润，愚所易知。若夫肾虚而用建中，反实土以胜水，能无愈伤其阴之虑乎？

曰：所谓建中者，原在建立中土而堤肾水。方中全赖芍药内护其阴，使虚阳无泛上之虞，则桂枝辈得以建辛甘发散之功。更加胶饴以滋中气之燥而助其作汗，岂香燥助脾而有伤犯肾水之虑乎。

---

① 延：引进，请。

问：咽中闭塞之见里证，当用何药？咽喉干燥之见里证，当用何药？

曰：仲景猪肤汤治咽中闭塞之里证神验。《外编》用童子小便，调生白蜜加猪胆汁隔汤热服，面戴阳者去蜜和葱汤亦佳。咽喉干燥者用蜜煎导，热甚用猪胆汁导，脐腹按之痛用小承气急下，以救胃中之津液，所以仲景但禁汗而不禁下也。

问：咽痛非有大热即为大寒。寒者何以致痛？请明其故。

曰：热则火气郁蒸，血液燔灼；寒则经络闭塞，阳气不通，皆能致痛。其证虽繁，大约不出胃热、阴火、寒犯少阴三种。如痛而喉舌赤肿，痰气壅塞，身热烦闷，前后不通，渴欲饮水，其脉实大有力，或沉伏而滑，皆胃中痰湿挟心包之火为患。此为实邪，或涌、或泄、或砭，皆能取效。如咽喉虽赤而不甚焮肿，面上时有怫郁①之色，而手足不热，二便不闭，渴喜热饮，或口中时有清涎上涌，此龙火上腾而吸引阴津于上，最危之兆。若左脉弦数者，阴虚水不制火，惟宜壮水制阳；若六脉数疾无伦，或右尺瞥瞥②虚大者，虚阳游散于上也，又当用导火归源之法。此皆杂病，即有壮热，不得以伤寒目之。其骤痛无热，而

① 怫郁：忧郁，心情不舒畅。
② 瞥（piē）瞥：形容闪烁不定，飘忽浮动。

不肿不赤不渴，舌淡青紫，或呕泄清水，二便清利，脉来沉紧者，此大寒入犯少阴之经也。若二三日而见烦热躁乱，面赤足冷，脉变虚大者，阴极似阳，虚阳发露之候，急宜通脉四逆、白通加猪胆汁汤温之，迟则不救。

头风兼伤寒论

问：有患伤寒者屡用发散，汗出身凉而头痛愈剧，彻夜叫号，至夜则有微热，此属何故？

曰：此必素有头风或血虚风热，而过汗重伤血液，所以其痛益甚也。

问：治此者，仍当祛风乎？清火乎？抑宜养血乎？

曰：风火相煽，额与眉棱目珠俱痛，当用选奇汤兼清风热。久郁成头风者，清空膏、茶调散之类。大寒犯脑，痛连齿颊，郁闭成火者，非兼调寒热则火不散，如《本事》①玉真丸、《宝鉴》②石膏散，随表里而开发之，痛久不除，须防目翳之患。肥人湿上盛者，半夏白术天麻汤、瓜蒂散清理湿热为要。若两太阳痛连目梢者为血虚，虽宜养血为主，然有火则兼清火，有邪则兼散邪，如四物汤加细辛、苍耳、芽茶，当归补血汤加葱、豉、姜、枣，皆前人已验之良法。

问：一妇素禀羸弱，产育过多，常患头痛，背上畏寒之极，夏月必用绵絮裹首，复衣掩背。初冬伤寒，发热头

---

① 本事：即《普济本事方》，宋·许叔微撰。
② 宝鉴：即《卫生宝鉴》，元·罗天益撰。

痛异常，周身痛楚，膝下与手臂皆不温，而手心独热，胸膈无恙，二便如常，或用表药热势不减，畏寒转增，胸膈迷闷，二便艰涩。李怀兹先生用补中益气加蔓荆子，微汗而安。愚谓此妇虽虚，然既犯伤寒，法当解表，何乃汗之不愈，补之即安，幸明示以开茅塞。

曰：此妇素常阳气不升，而头疼背寒，复与发散伤其卫气，所以热不除而转加畏寒也。用补中益气以升举清阳，卫得参、芪之力，自能祛邪外散，非深得东垣之旨者不能也。

问：一老妇久患偏头风，诸治不效。春间复感风寒，方士用火针刺风池、合谷等穴，针处皆发赤肿，气从小腹上冲，不时头面赤热，诸医莫解其故。因延疡医治之，用消毒药，肿愈坚大。施元旉先生用桂枝汤数剂而平。细绎①此证，似属邪热而用辛温之药反效，何也？

曰：此即"烧针令其汗，针处被寒，核起而赤"之成法，赖有施子能用，知仲景之学，尚不至于全废也。

问：今有一少年，形体肥盛，患伤寒昏热，或用表药不得汗，遂谵妄躁乱。愚用凉膈散加黄连而热除，但头痛经月不止，昼则目珠与眉棱太阳俱酸疼，夜则大痛引急如掣，目中如有风吹状，以热掌按之即稍觉爽快，寐则头与

① 绎：推求其理。

胸前大汗如漉①，左脉紧细，右脉浮缓，服茶调散，用搐鼻法②不应，与养血药亦不应。不识此为何病？何药可以收功？

曰：此热邪虽从内泄，而寒痰袭于经中，因体肥不能外泄，所以流连不解，《内经》所谓"其人肥则为目风眼寒③"是也，治当解营分郁闭之火，除经络沉冱④之寒，授以《三因》⑤ 芎辛汤加生石膏半两，数日必能获效。服之果然。

---

① 漉（lù 陆）：渗。

② 搐鼻法：用药物研为细末，取少许吹入鼻孔，催嚏以达开窍目的的治病方法。

③ 目风眼寒：语出《素问·风论篇》，引文有节略。

④ 冱（hù 互）：寒冷凝结。

⑤ 三因：即《三因极一病证方论》，南宋·陈言著。

心腹诸痛兼伤寒论

问：凡宿有心腹诸痛，因外感之邪触动而发。若欲先治表证，里痛势难刻缓。若欲兼治其痛，又恐有碍于表。历考方论中，素无成法可师，幸显示至理，以补昔贤之未逮①。

曰：诸痛皆有表里、气血、虚实、寒热之分。其痛在肌表者，中间不无里证。如胃脘留伏痰饮之臂痛，肾虚足不任地之脚心痛，肾衰风袭之下体痿弱、骨节疼痛，岂非痛在外而病根于里者乎。然病虽从内而发，其实痛在经络，所以治表之药，总无妨于本病，但不可不顾虑血气，以虚其虚，痛必转剧也。其胸胁肩背诸痛，证虽不一，以大纲论之，悉为阳分之疾。纵有伤寒表证而痛楚不堪者，不妨兼治其痛，并无引邪入犯三阴之虞。即使阴邪上逆，不过先温其里。若肾心痛之与背相控②，如从后触其心者，仍无碍于表证也。观仲景太阳例中"伤寒，医下之，续得下利清谷不止，身疼痛，急当救里；后身疼痛，清便自调者，急当救表"，则知内有虚寒者，必当先温其里而后解表，乃正治也。至于腰脐少腹诸痛，虽皆阴分之患，然既

---

① 逮：及，到达。
② 控：牵引。《说文解字》："控，引也。"

有表证则当从表治之。如腰痛而兼外感，亦须桂枝汤以分解太阳之邪，则里气亦得疏通，而痛必少缓，寒者则加附子以温之。腹痛用小建中为土中伐木之圣药，血虚而气散者尤宜，有寒则加干姜，寒甚则加附子，虚寒则用桂枝人参汤，寒极而呕《金匮》大建中汤。少腹痛用当归四逆汤，寒加吴茱萸最妙。此皆兼理外内之良法也。大抵有宿病之人，不得用峻汗峻攻之法，必参其人之形气盛衰，客邪微甚，本病之新久虚实，向来之宜寒宜热、宜补宜泻、宜燥宜润、宜降宜升，或近日服过何药之相安不相安，其间或挟痰、或挟血、或挟火、或挟气、或挟水、或挟积，务在审证详明，投剂果决，自然随手克应矣。故凡智者用方，法法不离古人，而实未尝执古人之成法也。

问：一少年素有便血，自言触秽，腹痛经日不止。因觅土医刺委中出血如注，是夜即大发寒热，头痛如捣，腹胁满痛，不能转侧，谵语如见鬼状。一馆师以大柴胡下之而愈，愈后不时寒热、咳嗽，服滋阴清肺之药两月余，其咳愈甚。近日饮食少进，大便作泻而兼下血，左右关尺皆弦细而数，未识此证尚可图治否？

曰：此必刺委中时感冒风寒，因其人素有便血，邪乘虚入，而为热入血室，如阳明病下血谵语之例，非独妇人经水适来适断而有是证也。用大柴胡得愈者，是偶中痛随利减之效，原非正治。所以愈后不时寒热、咳嗽，脾胃清阳之气下陷而肺失通调输化之气也。斯时不与调补脾胃，反与寒凉清肺，则脾气愈伤，不能统血而为下脱泄泻之患。虚损已成，虽可久，复生恐难为力矣。盖腹痛一证，举世咸谓沙胀①，或刮、或刺、或饮冷水，种种为害非浅。曾见有阴虚停食腹痛，误饮冷水，吐利不止，周身青黑而毙者。有经水将行作痛，亦饮冷水，经闭不通而成蛊胀者。与夫痛痹一证，《灵枢》谓之贼风，后世方书名为痛风，亦曰白虎历节风。近来呼为箭风，例禁汤液，恣用针艾火焠。愚夫无知，被其煽惑而受非刑②，固不足讶，即明哲之士亦常以箭风二字凿凿而谈。且有自任时医者，身有所痛必倩③村中叟妪挑焠，咒水吞符无所不至，吾将以《灵》《素》痹论，《金匮》胸痹血痹诸例，请用从火，庶不致与俗全违耳。

---

① 沙胀：即痧胀，因时疫之邪胀塞肠胃所致，症见心腹绞痛、胸膈作胀、吐泻频作，头目不清等。
② 非刑：在法律规定之外的刑罚。此处指因不当治疗而承受的痛苦。
③ 倩：请，央求。

亡血家兼伤寒论

问：仲景太阳篇中有"亡血家不可发汗，发汗则寒栗而振"，有"衄家不可发汗，汗出则额上陷脉急紧，直视不能眴①，不得眠"。夫亡血是统诸失血而言，何衄家另设一例，且血为阴，血亡则阴伤，阴伤则阳盛。何故汗之反寒栗而振，衄家何独不然，又为额上陷、脉急紧等证？

曰：血之与气，异名同类，血虽属阴，实为阳气之根，与气相为维附②，一息不能相离。凡人身中有气不到处，则血凝不流而为刺痛，痛处必热。有血不行处，则水饮袭人而为肿痛，痛上必寒。素有血证之人，复发汗以夺其血，寒栗而振，势所不免，血既消亡于内，则阳气无根，所以诸亡血家骤脱不止，必用大剂人参敛其神气，气敛则血有所统，无复再脱之虞。斯时虽不敢望其阳生阴长，但得扶定胃气以进饮食，即是生长之基。设不知此而用血药，惟有腻膈伤中，而为夺食泄泻之患也。至于衄血一证，皆由阳明经火气逆行而至。故曰衄行清道，不知者以清道指肺，遂有衄血出于肺之说，大可喷饭。详衄血一证，十二经惟手足阳明、太阳四经有之，即使因肺致衄，

---

① 眴（shùn 舜）：同"瞬"，眨眼。
② 维附：维系、依附。

亦必由手阳明经而至。肺虽清肃之脏，业常少血，且经脉不行于鼻孔，其血从何而至哉。盖阳明多气多血，是以患其证者恬不知怪。然惯衄之人稍有劳动，或烦心过饮，受热感寒，血必随火而行熟径。盖火即气，气随血散，久之经气并伤，更加夺汗则血不荣筋，而为两额之动脉收引，眦急不能卒视也。其所以不得眠者，虚火蕴降于胃，胃不和则卧不安，此皆亡血人复发其汗之候。若因伤寒而致亡血，又当随证施治。如太阳证失汗，邪留经中而衄，非麻黄汤汗之不解；有热传营分而为吐血，则当清解其内，如犀角地黄汤、黄连阿胶汤之类。凡此种种，未遑①尽述，姑就宿病伤血之人伤寒表证而言。如衄血则宜小建中加犀角、丹皮，咯血则宜小建中加丹皮、童便，吐血则宜黄芪建中加童便、阿胶。伏气发温而为吐衄，皆从内而至经络胃腑，通宜凉膈、解毒、三黄石膏加葱、豉、童便之属。若感冒风热之衄，则宜葱白香豉汤加童便。若素有便血而兼伤寒，则宜《千金》内补当归建中，寒加灶土、炮姜，热用白头翁汤。妇人宿患血崩而感客邪，则宜《金匮》三物旋覆花汤加香豉，或当归建中加黄芪、防风、葱、豉最妙。至若邪热传里而触动阴血，无论宿病新病，皆无表证纠缠，但须详从何道而至，或稠或清，或鲜或晦，自可直清本病，竟行无碍矣。

---

① 未遑（huáng 黄）：没有功夫，来不及。遑，指闲暇。

问：亡血家、衄家证见于外，尚有发汗之误，其血蓄于内而显发热头痛者，得无误汗之患乎？

曰：凡蓄血必有见证，可察而知。其所患处有三，蓄于胃脘之内，则胸膈隐隐刺痛，甚则牵引于背；蓄于厥阴之经，则胁下痛引腰脊；蓄于膀胱之府，则少腹急痛，若小便不利者，并伤气分也。其辨治之法，须详新久虚实寒热。大率新者多实，实则宜攻；久蓄必虚，虚当兼补；寒则非暖不散，最忌酸寒；热则宜于寒下，然必加辛温而为向导；亦有证显虚热，而所蓄属寒者，必畏寒而喜热饮，不可因其假证，而误与寒凉攻血，多致发呃脱泻而死。其治蓄血之兼伤寒表证，轻则小建中、香苏散之类，重则五积散随上下寒热而为裁酌。至见半表及传入里，皆与本病无碍。但久蓄虚人，不可轻动其血，此为切禁。

问：邹孔昭之弟、费仲雪之女皆患失血，何以知其必死而辞之？

曰：孔昭昆仲①俱患喘咳吐血，肩息不得卧。孔昭之脉，尺部虽弦而寸关却浮，证虽阴火迫肺，脉则兼感客邪。且审其所吐之血，多带涎水，知必从胃而出。故先与小建中加丹皮和其营卫，续与异功去术加薯蓣、丹皮，下灵砂丹收摄阴火，则肺胃自清。于昭之脉，关尺皆弦细如循刀刃，血色正赤如凝硃，为少阴守脏之血，故知必死。

---

① 昆仲：兄弟。

费仲雪先生，久患膈塞呕逆，中脘搅痛如刺，或时痰中带血，六脉沉细如丝，自谓六阴之脉，及按至神门，别有一脉，上至阳溪迢迢应指，知胃气未竭，尚可苟延。其令爱不过咳血一二次，尚能梳洗出诊，脉得纯弦细数，此胃气已竭，安有复生之理？

问：郭孝闻之室血崩，闻用金铃子而愈，何也？

曰：孝闻夫人暑月经行时，凉卧风中，先患淋沥，加以恼怒跌哭，遂崩脱不止，小腹中如线一条，贯心掣痛，常发热头痛，遍体烦疼。服止血诸药不应，而进参、芪，忽然昏愦不省，崩脱愈甚，深夜急遽①邀往，脉得弦大而芤，独左寸丸滑。知冲任二脉受病，明是风入胞门所致，久之风从木化，血愈伤而火愈炽，非旋覆花汤、金铃子散兼进不能清其风热、降其逆气也。况此证多有火淫血室、湿结子户及郁结伤脾、怒动肝火、惊恐失跌种种不同。若用通套升发补敛之药，乌能获效哉。

问：兵道李石台内侄之伤寒，更七医而转笃，皆不识为何证？尊大人何以知其为血而下之？

曰：鲁公乘于夏月，从陆来吴，途中中暍受伤有之，大暑中何有伤寒之证。医见壮热昏愦，便与发汗，发汗不已，兼之消导，消导不已，继进参、术。主见杂出，补泻

---

① 遽（jù具）：急，仓猝。

遍尝，正气转伤，蓄积愈固，而见善忘如狂，身汗如油，直视不眠，唇反不收，齿龈腐秽，七昼夜喃喃不休，手足动掉不宁，脉得纯弦而豁大中芤，明是蓄血而兼狐惑之证，急与犀角地黄汤加黄连、乌梅，清其胃，安其虫，腹中之黑物自下，而神识顿清，从未尝用攻血之药也。

多汗家兼伤寒论

问：汗家不宜发汗，则邪从何解？

曰：所谓汗家不当发汗，是指平昔腠理不固，不时伤风自汗者而言。即仲景例中"汗家，重发汗，必恍惚心乱，小便已阴疼"一条，不过言卫虚营气常泄之人，汗之复伤其营，乃有如是变证，非谓多汗之人，一概不可发汗也。尝见阴虚盗汗者，发汗不得汗，则干热不已，汗出则足冷面戴阳。阳虚自汗者，发汗则恶寒不食，甚至冷汗厥逆。盖阴虚则血热，其汗亦热；阳虚则寒，其汗常冷。且有胃气虚寒者，常出淡汗。凡此皆以发汗为禁，惟小建中为主，阴虚加丹皮，阳虚加黄芪，阴阳俱虚二味并加，胃虚自汗不止则加人参，又有血虚心痛则加当归，血虚寝汗热不止则合当归补血汤，皆万举万当，百不失一者。若夫湿热素盛之人，举动则浑身汗出，设有客邪表证，亦谓其虚而禁发汗，则表邪与内湿固结难分，当乘邪未入里时，急与表散，但表法与寻常不同，必兼辛凉淡泄之味则胃热方化，非但无痰逆气满之虞，并可以杜风热内入之患，如越婢加半夏汤、小青龙加石膏汤、麻杏甘石汤、麻黄连翘赤小豆汤之类，若治稍失时，邪一内入，即当随证用泻心汤诸法。复有湿热多汗之人而兼阴虚者，汗之则喘汗胸满，上热下寒而上脱，下之则溺闭腹胀，五液注下而下脱；兼阳虚者，汗之则额上与手背冷汗不止而上脱，下之则呃逆呕哕，暴下不止而下脱，所以犯此皆死。余尝用小陷胸合猪苓汤治阴虚湿热，小陷胸合理中汤治阳虚湿热，每多见效。倘阴虚下利不止，用赤石脂禹余粮汤；阳虚下利不止，用桃花汤，间有生者。此皆平时多汗，复感客邪之候。若因外感而见自汗者，则与上法无预①也。

---

① 预：关联。

积聚动气兼伤寒论

问：积、聚、动气三者，皆腹中固疾，其受病之原有异否？

曰：积乃寒气客于五脏之膜，血气不行所生；聚则汁沫聚于六腑之廓，溢蓄不泻而成；动气为无形之气受病，所以忽有忽无，与积聚之有形质者不同。

问：有动气之人，不可汗下。其有积聚者，亦有所禁乎？

曰：动气是脾衰气失统运之候，汗下先动脾津，故为切禁，非若积聚初起之可用攻击者。若久病气衰，亦必兼补而攻始应。尝见有积聚误汗则津液外泄，固结随表药而上升者；误攻则气随下脱，阴邪无制而愈逆者；亦有下之便利不止，水道涩痛如淋者。《内经》所谓"此风根①也，不可动，动之为水溺涩之病"是也。

问：已误汗下者，为之奈何？

曰：误汗虚阳扰乱而气上冲，或咳吐眩惕，或心烦恶寒者，通宜五苓散去术多加枣仁降敛之；误下虚阳不禁而气下夺，或身热蜷卧，或下利汗出者，《金匮》大建中汤、

---

① 风根：风邪伏于脐之上下左右，如有根状，故名"风根"。

吴茱萸汤、附子理中加桂苓汤，急温其里，则虚热不治自息矣。

问：三证之表法。

曰：积之兼表者，以温血为主，如甘草干姜汤加桂枝、姜、枣，感冒则香苏散、葱白香豉汤。聚之兼表者，以涤饮为先，如小半夏茯苓汤加桂枝、姜、枣，或四七汤、芎苏散之类。动气之兼表者，以安中为务，如小建中、黄芪建中最当，非[1]若积之芍药助阴有碍，聚之胶饴助湿难投也。若营伤无汗者，则合香苏。凡表药皆升，而香苏独降也。

问：三证之和法。

曰：和法总不出小柴胡，然于本方中宜除去参、芩，积加细辛、干姜，聚加茯苓、橘皮，动气但去黄芩加木香、桂心之类。又须知中虚挟邪之人，胸多寒热不和，常有痞满之患，当于三泻心汤、黄连汤、旋覆代赭石汤选用，若待胀满喘急而治，难为力矣。

问：三者治失其宜，而见里证，当何法以除之？

曰：大约中气久虚及有宿病之人，先用导法，如积用蜜煎加川乌末导，聚用猪胆加姜汁导，动气用酱姜导。若里热势剧不下必死者，积用大黄附子汤，聚用厚朴七物

---

① 非：原脱，据玉芝堂本补。

汤，动气理中汤去术加桂、苓、姜制大黄微利之，庶①免阴气逆上之虞。至于伏气发温，虽有积气，当凉膈散、大柴胡及三黄石膏加大黄急下之，以热毒从内而发，里先受邪，所以不禁内夺，非导法所能荡涤其热也。

---

① 庶：或许，但愿。

疝证兼伤寒论

问：七疝之名各有不同，且所治诸药多寒热错杂，此属何意？

曰：疝瘕之证，因《内经》有"任脉为病，男子内结七疝"句，致元方①、子和②各立七疝之名，咸非《内经》所谓。《内经》以邪留诸经，腹中引急诸痛，通名曰疝。近世惟以睾丸之病为疝，外此皆置而不论也。详《经》中虽有脏腑诸疝，统而言之不离任与厥阴。盖肝则任之生化，任之阴气为疝，肝之阳气为风，故治疝多用风药。观《金匮》大乌头煎、乌头桂枝汤，并不用附而用乌，义可见矣。夫疝之受病，多由寒热不和，所以经脉缓急，即使湿热，必因寒束而痛，伏寒必由火郁而发，但须详偏寒则从寒，偏热则从热。如乌头栀子汤，治本寒标热，少腹中缓急，痛引心胁之疝；苍术五苓加楝实柏皮汤，治㿉癃胀坠之疝，皆寒为热引、热为寒导之法。然其证各有所挟，必非空气作痛，故有血则兼攻血，有积则兼攻积。能识此义，方可与言治疝诸法。

---

① 元方：指隋代医家巢元方，撰《诸病源候论》。
② 子和：指金代医家张从正，字子和，撰《儒门事亲》。

问：疝证多兼风，治表证自可无虑，不识里证有所禁否？

曰：在无客邪时，治其本病多兼风药；若一有风寒，则表药反难恣用。常见有疝瘕人服羌、防、柴、葛之类，升动阴邪，每致喘胀呕呃。善治者必兼桂、苓、楝实等味于香苏、芎苏、小建中、葱白香豉诸方中，则陈气不至于上逆。若有陈寒，必加乌、附、细辛、姜、桂之属。里气不温，外邪必不得散。倘见里证，切禁苦寒峻攻，与积聚等法无异。

淋浊兼伤寒论

问：诸淋皆肾虚膀胱受热，何古方中多有用热药者？

曰：淋之为病，小便如粟状，方书分膏、石、气、血、劳五种。丹溪谓诸淋皆忌补气，气得补而愈胀，血得补而愈涩，热得补而愈甚。惟劳淋则宜补气，但须兼利州都，则水道之热方化。然多有肾虚囊中受寒者，证必先寒凛而后溲便。血淋，亦有属寒者，其色必瘀晦无光，不鲜不紫。是皆膀胱虚寒，阳不化阴之候。观《金匮》治小便不利，有水气而渴，用瓜蒌瞿麦丸；消渴之饮一斗溲一斗，溲上如脂，用肾气丸，一属肾气不开，一属肾气不阖，并用附子以司开阖之权，岂可概谓膀胱受热乎。

问：浊带之证，丹溪谓胃中浊痰渗入膀胱，而所下常有赤色者何？

曰：肥人固多浊带，而瘦人亦恒患此，且多有阴中不洁，败浊袭入精窍者。辨治之法，大约以干掩窍端者为火，不干掩者为湿；小水赤涩而痛，或浊有赤色者，为小肠湿热；小水不赤不痛而所下色白，或渗利转甚者，为脾气下陷；茎中痒痛而发寒热，或有结痛者，为毒邪所侵。若此种种，讵止痰湿一端而已。

问：淋浊皆前阴之疾，设有是证而更伤于寒，其治亦相类否？

曰：淋为精病，浊为气病，安得相类？精病则宜黄芪建中，热加丹皮，寒加附子，下消走精二味并加；精滑不止，或梦中走泄，桂枝加龙骨牡蛎汤。气病则宜香苏散，湿加苓、半、木香，热加葱、豉、滑石，虚加升、柴、参、芪。水气上逆而渴，五苓散灌吐取汗最捷。此皆治淋浊兼外感之良法。复有兼杂他证者。如苕溪①田孟先久患膏淋，溲中有块如橘核状，外裹血膜，中包黄水。乃醉后入房，酒湿流入肾脏所致，遍服利水固精药不应。溽②暑中忽然憎寒发热，喘促闷乱，腰背烦疼，脉见浮濡沉细，是淋久阴伤，暑气袭虚之证。先与生料六味加川草薢作汤，下消暑丸，次用前汤送《本事》猪苓丸。八服，诸证霍然。江右③孝廉蔡允恭，严冬患浊，小腹结硬，大发寒热，巅痛自汗，脉得左缓右涩、两尺紧细。乃风挟毒邪，入犯厥阴之经。与当归四逆汤热服，覆汗而热除，即以前方除去通草、姜枣，加蝎梢④、陵鲤甲⑤、

---

① 苕溪：地名。位于浙江省北部。
② 溽（rù 入）：湿润、闷热。
③ 江右：指江西省。古人在地理上以东为左，以西为右，故"江西"又别称"江右"。
④ 蝎梢：即蝎尾。
⑤ 陵鲤甲：陵当作"鲮"。即穿山甲。

麝脐①丸②服，不令作汗。数日，块消痛止，但浊犹未净，或令嚼生银杏而痊。世人咸谓银杏涩精，殊不知其专涤败浊也。

---

① 麝脐：即麝香，又称脐香、元寸等。
② 丸：做成丸。

泻痢兼伤寒论

问：泄泻皆脾胃之疾，何《内经》有风寒湿热之泄，且治泻多有兼用风药者？

曰：六气中除燥气外，皆能为泻，其邪咸从经络入犯中土，所以治泻多用风药，即内因之泻，亦常兼用。如脾虚气陷作泻，用补中益气，必加羌、防以胜湿，乃正治也。其五更肾泻，昔人皆谓肾虚，而用四神①、五味②补敛之药，服之未必悉应。殊不知此皆酒湿入伤水脏所致，余尝用《金匮》泽泻汤加姜、辛、五味、萆薢之属，往往获效。又有脾肾俱虚之泻，若小便清利倍常，则泄泻大作，此降泄多而升气少，切不可用苓、泽之类，且关门失守，肾气空虚，亦不得用升、柴等药，惟宜附子理中加紫石英、赤石脂、红豆以固敛之。如素有酒积食积、痰湿水饮，或积兼气滞、顿泻而兼感外邪者，并宜香苏散为主。酒积合泽泻汤，食积合平胃散，痰湿合二陈汤，水饮合五苓散，气滞合四七汤。泻证繁多，聊举一二为例，余可类推矣。

---

① 四神：即四神丸。
② 五味：即五味子散。

问：滞下以通利为务，若兼感风寒而与通利，能无妨于表证乎？

曰：痢疾多患于夏秋，本无伤寒之理，然初秋常有非时暴寒，或久痢延至冬时，及休息痢，多有兼外感者。既有表证，自应救表，但须审本病之新久虚实，或气分受伤，或血分受伤，或气血并伤，参酌而治可也。夫痢之通利，不过乘初起湿热全盛时，乃为相宜。然在元气虚人，伤犯胃气，多有呃哕不食、下利不止而危者。当知积滞原系肠中津液，因气不统运而为败垢，惟当宣通其气，则失统之败垢自下，未伤之津液自安，后重窘迫自除矣。近世但守"痛随利减"一语，概以通利泻气之剂施之，久痢虚痢吾未见有得愈者，况兼客邪为治乎！方书中原有胃风汤治风毒下痢，参苏饮治下痢发热，白头翁汤治热痢下重，败毒散治疫痢壮热，阳旦汤治血痢身热脉浮，阴旦汤治血痢瘀晦腹痛，当归四逆汤治下痢身热手足清①，五苓散治下痢有热水道闭，升麻葛根加犀角汤治下痢身热发斑，调中饮治下痢胸前手足阴斑，三奇汤治久痢后重不除，补中益气汤治久痢元气虚陷及疟后病后一切虚痢，皆先哲之成，则未尝不用伤寒之法也，然非博闻广识之士，难以语此。

问：一人阴虚发热，下痢赤白，至夜烦渴不宁，或用

---

① 清：文渊阁本作"冷"。

凉血攻积药而死。一人阴虚发热，下痢五色，胸中常觉饥状，得食则胀，或用补中益气而死。一人阴虚发热，下痢不食，郭友三先生用猪苓汤、黄连阿胶汤而痊。二方并非下痢门中药，而用之辄应，何也？

曰：世患阴虚下痢者颇多，古人从未阐发其证。未有不发热、不烦渴、不畏食、不见红、不夜甚者，盖阴气内亡，势必虚阳外扰。故治阴虚之痢，凉血死，攻积死，补气亦死，惟清解热毒，兼滋阴血，庶可保全。此用仲景少阴例中"救热存阴"之法，与《金匮》治产后下痢虚极用白头翁加甘草阿胶汤不殊也。

胎产兼伤寒论

问：孕妇百病以胎产为主，若有外感客邪，黄芩、白术仍宜用否？

曰：古人用黄芩安胎，是因子气过热不宁，故用苦寒以安之。脾为一身之津梁，主内外诸气，而胎息运化之机全赖脾土，故用白术以助之。然惟形瘦血热，营行过疾，而胎常上逼，过动不安者，乃为相宜。若形盛气衰，胎常下坠者，非人参举之不安；形盛气实，胎常不运者，非香、砂耗之不安；血虚火旺，腹常急痛者，非归、芎养之不安；体肥痰盛，呕逆眩晕者，非苓、半豁之不安，此皆治母气之偏胜也。又有父气虚羸，或有宿病而胎禀不固者，则当如父调理自安。若因风寒所伤，而胎不安者，则桂枝汤、香苏散、葱白香豉汤，谅所宜而用之；和解则小柴胡、柴胡四物；里证则大柴胡、小承气、凉膈散，随上下轻重而施。伏邪时气尤宜急下，此即安胎之要诀，《内经》所谓"有故无陨"是也。下药中独芒硝切不可犯。凡胎死腹中及误断脐肠，胞衣上升，壮实人并用平胃散加芒硝，虚人理中汤；因外感伤胎者，五积散并加芒硝服之，胞胎即缩小而下，走血之性可知。其半夏、大黄，虽言孕妇忌服，然用之得宜，皆安胎圣药。若有客邪而用芩、术，使热邪留恋不解，反足伤胎。观紫苏饮治孕妇风寒、恼怒、喘胀、腹痛诸疾，即于本方除去川芎、生姜，而加白术，为达生散。瘦胎饮则以芩、术为君，而加枳壳、滑石，岂二味专主安胎，又能滑胎耶？盖瘦胎饮一方，特为奉养太过，胎肥不能转运而设。今人不达此理，无故服之，伤耗其气，临产无力送胎，反致难产，及酿成产后诸患者不少，良由不明虚实补泻故尔。

问：产后以行血为务，若有表邪而与行血，得无引邪伤营之患乎？

曰：产后诸疾，非行血则邪不去。即诸虚证亦须血行，其气乃复。第行之有方，不可过峻。凡产后危证，莫如三冲三急。三冲者，败血之冲肺、冲心、冲胃也；三急者，新产之呕吐、泄泻、多汗也。其用药则有三禁。禁佛手散，以川芎能发汗也；禁四物汤，以地黄能作泻也；禁小柴胡，以黄芩能阻恶露也。然皆产后之常法，设有风寒危急，亦将守此，坐令致毙乎？尝读《金匮》产后之例，有大承气汤、下瘀血汤、阳旦汤、三物黄芩汤等方，不能使人无讶。及见家严①所治金圣祥妇产后败血冲肺，发热面赤喘胀，人事不省，用二味参苏饮，倍苏木加芒硝，恶露即通而苏。宋孝先次孙媳，产后发热头疼，腹中急痛，死绝复苏者再，与当归内补建中汤，得汗而痊。其长孙媳

① 家严：称自己的父亲。

临产下痢，产后脓血无度，更兼感冒客邪而发热头痛，此血液大脱，胃气逮尽，非但难胜药力，即益母汤亦伤胃难用，惟借《金匮》黄土汤之法，令以伏龙肝、炒黑楂肉、炒焦砂糖、炒焦陈米，入姜、枣煎成，不时热服，取枯以去垢，而有温中止痢之功，姜、枣以和营散邪，三日热退痢减，思进糜饮，七日而痢全瘳①矣。郑墨林夫人，亦临产下痢，用连理汤加木香，二服而止，止后即产。产后呕吐大汗，以抵圣散去赤芍加炮姜、黄连而康。徐日升妇，草蓐②中发露③得风，壮热头痛，面赤胸烦，用香苏散加荆芥、葱、豉而热除；但手足心热，不时烦扰，善食易饥，二便不利，与三物黄芩汤而安。以上等治，未尝不用汗下、不用寒凉，而暴病势紧，不得不猛治者，下手稍软，去生便远。其病久气衰者，非但不可峻攻，峻补亦是不可，必缓剂轻调，以俟胃气之复。务在临证权宜。若拘世俗之见而禁汗下，专事血药以治胎产之疾，我未敢信以为然。

---

① 瘳（chōu 抽）：病愈。

② 草蓐（rù 入）：草垫子。旧时妇人临产，常以草垫作坐，故亦称"坐草"。此处指产后。

③ 发露：妇人产后数日内，阴中有浊血自下，称为"恶露"。发露，指下恶露期间。

附

经 脉

经脉出自《灵枢》，本当全篇融贯熟读，为医门之实学，第①苦枞缕②交加，难于诵记，于是稍为裁削，略其繁辞，兼取轩岐仲景切于经脉之文，参入一二，以为决诊之捷法。若言笔削圣经，则我何敢！

肺手太阴之脉：起于中焦，下络大肠，还循胃口，上膈膈膜遮膈③浊气，使不上熏心肺，布胸中，属肺，从肺系横出腋下，循臑内下肘中，循臂内入寸口，循鱼际出大指。其支者，从腕后直出次指内廉，出其端。

是动邪在气，气为是动则病肺胀满，膨膨然而喘咳其脉布胸中，故病喘咳。肺宜温润，燥则病，寒亦病，胸中痛，缺盆中痛缺盆乃手足阳明脉气所发，肺病则胃气不升，大肠之气不降，故气不行而痛，甚则交两手而瞀瞀，麻木不仁也。是主肺所生病者邪在血，血为所生病，咳、上气、喘，渴烦，心胸满，臑臂内前廉痛。气盛有余，则喘、渴、胸盈仰息、肩背痛，风寒汗出中风，小便数而欠风寒在表，故汗出中

---

① 第：但，只是。
② 枞（luó 罗）缕：详细叙述。
③ 膈：据文义当作"隔"。

风；邪伤其气，故小便数而欠。欠，少也；**气虚则肩背痛寒，少气不足以息，溺色变**气虚则阳病，故为痛为寒，而怯然少气；金衰则水涸，故膀胱气化不行，而溺色黄赤也；**气绝则皮毛焦，爪枯毛折。盛者，寸口大三倍于人迎；虚者，寸口反小于人迎也。**

大肠手阳明之脉：起于大指次指之端肺脉出次指，大肠脉即受肺交而起食指，**出合谷两骨之间，上入两筋之中，循臂上廉，入肘外廉，上臑外前廉，上肩出髃**音余**骨之前廉，上出柱骨之会上，下入缺盆，络肺，下膈，属大肠**大肠上接小肠下接回肠，传送不洁之物，必待肺气下行，故与肺为表里。**其支者，从缺盆上颈，贯颊，入下齿，挟口，交人中，左之右，右之左，上挟鼻孔。**

是动则病齿痛必恶热饮**颊肿。是主津所生病者**大肠与肺为表里，肺主气，津由气化，故凡大肠之或泄或闭，皆津所生之病也，**目黄口干，鼽衄喉痹**能言，**腹中雷鸣切痛，感寒则泄，气常冲胸，疟**日发而渴，**肩前臑痛，次指不用。气有余，则当脉所过者热肿，皮肤谷谷然**①**坚肿而不痛；虚则寒栗不复，肩背肘臂外痛。盛者人迎大三倍于寸口，虚者人迎反小于寸口也。**

胃足阳明之脉：起于鼻之交頞中，入上齿，挟口环唇，出大迎穴名，在面，**络于目**阳明主肉，其脉挟鼻络于目，**上耳**

---

① 谷谷然：象声词，形容肿节不柔和。

前，循发际，至额颅。其支者，下人迎穴名，在颈动脉应手，循喉咙，入缺盆，下膈，属胃络脾。其直者，从缺盆下乳，挟脐，入气街中气冲穴也。其支者，起胃口，循腹里，下气街中，而合以下髀关，抵伏兔伏兔在膝上六寸，髀关在伏兔后，下膝膑中，循胫外廉，下足跗，入中指内间。其支者，下膝，入次指外间按，足阳明厉兑、内庭、陷谷皆在次指。《灵枢》《甲乙》《脉经》俱作中指，误。其支者，别跗上，入大指间，出其端。

是动则病洒洒振寒，善伸数欠，颜黑伸欠颜黑，土胜水也，恶人与火胃实则热，热则恶火，闻木音则惕然而惊土恶木邪，故惊，心欲动，独闭户塞牖而处，甚则欲上高而歌，弃衣而走阳盛则四肢实，实则能登高也，贲响腹胀火盛与水相激，故激搏有声，即肠鸣也，《本输篇》云：大肠小肠皆属于胃，骂詈①不避亲疏土热郁蒸于心胸，神明之乱也。是主血所生病者阳明多气多血，是主血所生病，狂疟间日发而不渴，湿淫湿浊下渗也，阴痿足废冲督带三脉，皆聚阳明，阳明主润宗筋，宗筋主束骨而利机关也，汗出鼽衄，唇漯漯②，暴难言，甚则不能言，面肿齿痛必恶清饮，口㖞唇胗人中肿也，面赤热，颈肿喉痹不能言，大腹水胀土病不能制水也，膝膑肿痛，膺乳、气街、股骭外廉、足跗上皆痛，次指不用，腹䐜③

---

① 詈（lì 立）：责骂。
② 漯（luò）漯：肿大流涎貌。
③ 䐜（chēn 琛）：胀大，胀起。

胀，胃脘当脐而痛，上支两胁，膈塞不通，饮食不下，胃中不和则不能正偃①，腹中鸣，身重难以行，胃热则宗气喘数_{胃之大络名虚里，出左乳下，其动应衣，宗气也}。气盛则身以前皆热，消谷善饥，溺色黄_{此阳明实热在经在腑之辨也}；气不足则身以前皆寒栗，胃中寒则胀满_{此阳明虚寒在经在腑之辨也}。盛者人迎大三倍于寸口，虚者人迎反小于寸口也。

脾足太阴之脉：起于大指之端，上内踝_{音哇②}，循股内前廉，入腹，属脾络胃，上膈，挟咽，连舌本，散舌下。其支者，复从胃别上膈，注心中。

是动则病舌本强，食则呕_{脾气暖则健，故食易消；寒则衰，故食不化而呕逆}，胃脘痛，腹胀善噫_{脾脉入腹属脾络胃，故为痛为胀，阴盛而上走阳明，故气滞而为噫}，得后与气则快然，如衰_{便后失气则快然，如病衰，但倦怠耳}，身体皆重。_{脾湿之气下流也}。是主脾所生病者，舌本痛_{气病则强，血病则痛}，烦心，心下急痛，寒疟，溏瘕泄_{脾寒则为溏泄，脾滞则为瘕瘕}，水闭黄瘅③不能卧_{水气逆满伤气也}，善饥善味，肉痿足不收，行善瘛，强立股膝内肿，厥，大指不用，寒甚则厥，而响响然腹中谷谷，便溲难，心痛引背不得息。实则腹胀，泾溲不利，身尽痛；虚则四肢不用，五脏不

---

① 偃（yǎn 眼）：仰卧。
② 哇（wā）："踝"的南方音，北方音及今普通话作"huái（怀）"。
③ 瘅：通"疸"。

安，百节皆纵，腹大肠鸣飧泄，面黄不嗜食，食不化，怠惰嗜卧，九窍不通，身体不能动摇，当脐上下左右动气；气绝则脉不营肌肉，舌萎，人中满，唇反。盛者，寸口大三倍于人迎；虚者，寸口反小于人迎也。

心手少阴之脉：起于心中，出属心系，下膈，络小肠。其支者，从心系，上挟咽，系目系。其直者，复从心系上肺，出腋下，下肘内，循臂内后廉，入掌内，循小指之内，出其端心系有二：一则上与肺通，为心包络之系；一则下络小肠，为周身血脉之总司。

是动则病嗌①干，心痛，渴而欲饮心火炎则心液耗，故渴而欲饮，善笑善忘，眩仆烦心，善惊不寐。是主心所生病者，目黄，膺背肩胁满痛，臑臂内后廉痛，厥，掌中热而哕②，浸淫疮疡，舌干焦苦，消渴舌破，心胸间汗；实则笑不休，虚则悲；胸腹大，胁下与腰相引而痛；气绝则脉不通，血不流，髦③色不泽，面黑如漆柴。盛者寸口大再倍于人迎，虚者寸口反小于人迎也。

小肠手太阳之脉：起于小指之端，循手外侧，上腕，循臂骨下廉，出肘内侧两筋间，上循臑外后廉，交肩上，入缺盆，上冲心，贯肝肺，络心，循咽，下膈，抵胃，属小肠。其支者，从缺盆，循颈上颊，至目锐眦，却入耳

---

① 嗌（yì 义）：咽喉。

② 哕（yuē 约）：干呕。

③ 髦（máo 毛）：泛指皮毛。

中。其支者，别颊上顼_①_{音拙}抵鼻，至目内眦。

是动则病嗌痛颔肿，不可以顾_{痛在颈侧也}，肩似拔、臑似折。是主液所生病者_{小肠主泌别清浊，病则清浊不分，而}_{流衍无制，是主液所生病也}，耳聋目黄、颊肿鼻衄_{不成流}，颈颔肩臑肘臂外后廉皆痛。虚则小腹控睾_{音高}，引腰脊上冲心而痛。盛者人迎大再倍于寸口，虚者人迎反小于寸口也。

膀胱足太阳之脉：起于目内眦_{睛明穴也}，上额交巅。其支者，从巅至耳上角。其直者，从巅入络脑，还出别下项，循肩髆_②内，挟脊抵腰中，入循膂，络肾，属膀胱。其支者，从腰中下贯臀，入腘中。其支者，从髆内左右别下贯胛，挟脊内，过髀枢，下合腘中，以下贯踹内_{踹音湍，}_{足跟也}，至小指外侧。

是动则病冲头痛_{邪循经上而痛也}，目似脱，项似拔_痛_{在项后，不可俯仰}，脊痛腰似折_{痛上寒}，髀不可以曲，腘如结，踹如裂。是主骨所生病者_{肾主骨，膀胱为肾之腑，故}_{亦主之。世本作是主筋所生病者，误}，痔疟_{虚则痔，盛则疟}，狂癫疾_{邪入于阳也}，头囟_{音信}项痛，目黄_{为蓄血}，泪出衄_{衄则成流}，小腹偏肿而痛，以手按之，即欲小便而不得，胞痹_③，少腹按之内痛。若沃以汤，涩于小便，上为清

---

① 顼（zhuō 捉）：颧骨。
② 髆（bó 伯）：肩。
③ 胞瘅：病名。即胞疸。

附

六一

涕，膀胱不利为癃，不约为遗溺，项背腰尻腘踹脚皆痛，小指不用。盛者人迎大再倍于寸口，虚者人迎反小于寸口也。

肾足少阴之脉：起于小指之下，斜走足心，循内踝后，别入跟中，出腘内廉，上股内后廉，贯脊，属肾，络膀胱。其直者，从肾上，贯肝膈，入肺中，循喉咙，挟舌本。其支者，从横骨中挟脐循腹，上行而入肺横骨一名下极，从肺出，络心，注胸中肾脏有二，其脉交通水火。左者，直上入肺而循喉挟舌；右者，直行脐腹而上络心包。越人以右肾为命门，非也。

是动则病，饥不欲食阴火上乘，虽饥不欲食也，面如漆柴肾水枯也，咳唾则有血真阴损而延及其母也，喝喝而喘肾水不能上通于肺也，口干咯血，坐而欲起阴虚阳扰而不能静也，目䀮䀮①如无所见目之明在瞳子，瞳子者，骨之精，肾气内夺，故目䀮如无所见也，心如悬若饥状心肾不交则精神离散，故心如悬。阴虚则内馁，故常若饥状。气不足则善恐，心惕惕如人将捕之肾在志为恐，肾气怯，故惕惕如人将捕之。是主肾所生病者，耳鸣遗泄，口热舌干，咽肿上气，嗌干及痛厥气走而不能言，手足清②，大便自利，口热如胶，烦心心痛痛引腰脊欲得呕，黄疸水虚土实故为疸，其额上必黑，肠澼肾开窍于二阴，故为肠澼，寒则利清谷，热则便脓血，脊股内后廉痛，痿

---

① 䀮（huāng 慌）䀮：目不明。
② 清：文渊阁本作"青"。

厥嗜卧，泄利下重，足下热而痛，小腹急痛，腰下冷痛，自言腹胀满而实不满，胻肿烦冤烦为烦扰，冤为冤热，骨痿不能起，胁中清胁音抄，季胁下也，指清黑，清厥意不乐，四肢不收，身重，寝汗出憎风，气绝则肉软却，齿长而垢，发无泽。盛者寸口大再倍于人迎，虚者寸口反小于人迎也。

心主手厥阴心包络之脉：起于胸中，出属心包络诸邪之在心者，皆心包络受之，下膈，历络三焦。其支者，循胸出胁下腋，循臑内入肘中，下臂行两筋间，入掌中，循中指。其支者，别掌中，循小指次指出其端无名指也。

是动则病手心热，臂肘挛急，腋肿，甚则胸胁支满，心中憺憺大动，面赤目黄，喜笑不休。是主脉所生病者诸脉虽属于心，而行太阴肺部，脉之运动，皆由包络之火，故又为心包所主，烦心心痛痛引腋胁欲得咳，掌中热脉起心胸，入掌中也。盛者寸口大一倍于人迎，虚者寸口反小于人迎也。

三焦手少阳之脉：起于小指次指之端，上出两指之间，循手表腕，出臂外两骨间，上贯肘，循臑外，上肩，入缺盆，布膻中，散络心包，下膈，循属三焦。其支者，从膻中上出缺盆，上项，系耳后，出耳上角，以屈下颊，至䪼。其支者，从耳后，入耳中，出耳前，交颊，至目锐眦三焦有上中下之名，其形则一，在七节两肾之中。所谓上焦如雾，中焦如沤，下焦如渎，是言三焦之用，非实有三也。

是动则病耳聋，浑浑焞焞①而痛，嗌肿喉痹三焦之气通于喉，喉不和则痹肿矣，往来寒热。是主气所生病者三焦为决渎之官，水病必由于气也，汗出，目锐眦痛，颊痛，耳鸣，耳后、肩臑、肘臂外皆痛，小指次指不用，腹气满，小腹尤坚，不得小便，溢则水留即为胀。盛者人迎大一倍于寸口，虚者人迎反小于寸口也。

胆足少阳之脉：起于目锐眦，上抵头角，下耳后，循颈至肩，上入缺盆。其支者，从耳后，入耳中，出走耳前，至目锐眦后。其支者，别锐眦，下大迎，合手少阳，抵䪼，下颊车，下颈，合缺盆，以下胸中，贯膈，络肝属胆，循胁里，出气街，绕毛际，横入髀厌中即髀枢。其直者，从缺盆下腋，循胸，过季胁，下合髀厌中，出膝外廉，循足跗，入小指次指之间。其支者，别足跗，入大指间。

是动则病口苦胆病则液泄，故口苦，呕宿汁，善太息胆郁则气不舒，故善太息，惊惕，心下憺憺，恐人将捕之，嗌中介介然数唾，心胁痛不能转侧足少阳之别，贯心，循胁里，故病则不能转侧，耳无所闻，甚则面有微尘，体无膏泽胆病则春升之令不行，如木之枝叶凋瘁，而色枯槁也，足外反热，是为阳厥病本属火，故为阳厥。是主筋所生病者肝主筋，胆为肝之腑，故亦主之。世本作是主骨所生病者，误，头角颔痛，目锐

---

① 浑浑焞（tūn 吞）焞：声音盛大的样子，此指耳鸣。

眦痛，缺盆中肿痛，腋下肿，马刀挟瘿，汗出振寒，疟_胆居表里之半，阴胜则振寒，阳胜则汗出，故疟，胸胁、膝胫踝前诸节皆痛，小指次指不用，少阳终者耳聋，百节尽纵，目系绝。盛者人迎大一倍于寸口，虚者人迎反小于寸口也。

肝足厥阴之脉：起于大指，上循足跗，上腘内廉，循阴股，环阴器，抵小腹，挟胃，属肝络胆，上贯膈，布胁肋，循喉咙之后，上入颃颡①，连目系，上出额，与督脉会于巅。其支者，从目系，下颊里，环唇内。其支者，复从肝，别贯膈，上注肺。

是动则病闭目不欲见人，腰痛不可以俯仰_{痛，上热}，丈夫㿉疝，妇人少腹肿，甚则咽干面尘脱色，淅淅时寒热，两胁下痛引少腹，上下无常处，淋溲便难，胁痛支满，手足青，面青唇黑。是主肝所生病者，胸满，呕逆作酸，飧泄，狐疝，遗溺闭癃，颊肿喉痹_{吐脓血}，吐血下血_{暴涌不止}，瘰瘲恶风，浑身酸麻疼痛，四肢满闷，筋痿不能起，阴缩两筋急，转筋足逆冷，胫酸阴痒。盛则善怒，忽忽眩冒_{眩，运②也}而巅疾_{巅顶痛也}，气逆则头痛耳聋，目赤肿痛；虚则目䀮䀮无所见，耳无所闻，善恐，如人将捕之_{善恐如人将捕有三：足少阴是肾脏阳气虚衰，足少阳是胆虚寒涎渍沃，足厥阴是肝虚神魂不宁。一属精伤，一属涎沫，一属血虚，不可不辨；气绝则}

---

① 颃颡（hángsǎng 杭嗓）：指咽喉。
② 运：通"晕"。

筋急引舌与卵，唇青。盛者寸口大一倍于人迎，虚者寸口反小于人迎也。

奇 经

脉有奇常。十二经者，常脉也，所见诸证皆平常无奇。其奇经八脉，交加中外，络绎诸经，所见诸证皆忽起忽伏，脉亦倏去倏来，故谓之奇。旧说以为奇偶之奇，恐非至当。若尔，则不应有阴阳维跷音窍，平声之偶矣。所谓督脉，督于身后诸阳；任脉，任于身前诸阴；冲为诸脉之海，又为血海；阳维，维络诸阳，主一身之表；阴维，维络诸阴，主一身之里；阳跷，得足太阳之别，主一身左右诸阳；阴跷，得足少阴之别，主一身左右诸阴。二跷皆起跟中，使人跷捷。带脉，横束季胁，约束诸脉，为诸经之别贯，各有专司。盖人身之气血，常行于十二经，而后及于八脉。若受邪，则先伤八脉，而后传次六经。所以越人①譬之沟渠，沟渠满溢，诸经不能复拘也。

督脉起于下极之俞音输，并于脊里，上至风府项中央之脉，督脉也，名曰风府，入属于脑，阳脉之海也。其络循阴器，合篡间，绕篡后，绕臀，至少阴与巨阳中络者合少阴，上股内后廉，贯脊属肾，与太阳起于目内眦，上额交巅，上入络脑，还出别下项，循肩膊内，挟脊抵腰

---

① 越人：指秦越人，又称扁鹊。

中，入循膂络肾，其男子循茎下至篡，与女子等少腹。直上者，贯脐中央，上贯心，入喉，上颐环唇，上系两目之内中央。

动苦少腹上冲心而痛，不得前后为冲疝，其女子不孕，癃痔遗溺，嗌干，卒口噤，背反张，瘈瘲，腰背强痛，不得俯仰，脊强反折及痛，头重不举，大人癫疾，小儿风痫。其脉直上直下而中央浮，或尺寸俱强直而浮者，督脉也。

任脉起于中极之下，以上毛际，循腹里，上关元，至咽喉，上颐循面，入目络舌，阴脉之海也，同足三阴并行腹里。其浮于外者，出毛际，循关元、石门即丹田、气海，而历三脘，循膻中，至缺盆缺盆之中任脉也，名曰天突。

动苦少腹绕脐，引阴中切痛入房太过，冲督任受伤多此，男子内结七疝，女子带下瘕聚，月事不以时下，腹皮急，腹中有气如指，上抢心，不得俯仰，拘急志欲不遂，阴火上乘多此。其脉横寸口边，丸丸紧细而长，或弦出寸口，上鱼际而丸滑者，任脉也。

冲脉起于少腹之内胞中，为血之海也。其浮于外者，起于气街即气冲，在少腹，并足少阴之经《难经》云：并足阳明之经。以穴考之，足阳明挟脐各二寸而下行，与冲脉会于宗筋，足少阴挟脐五分而上行。《针经》所载冲脉，在腹关元等穴，皆属少阴非阳明也。明矣，挟脐上行至胸中而散。冲脉、任脉，皆起于胞中，上循背里，为经络之海。

动苦逆气里急，气上冲咽喉不得息，喘息有音不得卧，腹中刺痛拘急，寒气客于冲脉，则脉不通，故喘动应手，有寒疝痛，则上引胸中也。其脉直上直下而中央牢者，冲脉也。凡人两手脉，浮之俱有阳，沉之俱有阴，阴阳皆盛，此冲督之脉也冲主沉牢，督主浮革。冲督为十二经之道路，冲督用事，则十二经不复朝于寸口，其人恍惚痴狂，刺冲督。

阳维起于诸阳之会诸阳皆会于头，主持卫气。其脉发于足太阳外踝，循膝外廉，上髀关，抵少腹，侧循胁肋，斜上肘，会手足太阳、阳跷于臑俞在背后胛上谷中，上循耳，会督脉于风府，上脑空，下至风池，与诸阳会于头。

动苦寒热阳维为病在表，故苦寒热，而足太阳少阳始终联附，故二经为病苦寒热，腰痛，痛上怫然肿，又腰痛不可以咳，咳则筋缩急，肌肉痹痒，皮肤痛，下部不仁，汗出而寒，羊痫倒仆多发于日，手足相引，甚者不能言。若阳维不能维于阳，则溶溶不能自收持溶溶，缓纵貌。其脉从尺外，斜上至寸而浮者，阳维也。

阴维起于诸阴之交诸阴皆交于胸，主持营血。其脉发于足少阴内踝，循股内廉，上行入少腹，会足三阴，上腹里去腹中行四寸半，循胁，会足厥阴于期门直乳下一寸半，上胸胁，挟咽，与任脉会于颈。

动苦心痛阴维为病在里，故苦心痛。阴维虽交三阴，实与任脉同归，故心痛腹痛多属少阴，而兼阴维任脉也，胁满，腰痛，甚则悲以恐，癫疾失音多发于夜，肌肉痹痒，汗出恶风，身洗洗然洗与洒同。若阴维不能维于阴，则怅然失志。其脉从尺内，斜上至寸而沉实者，阴维也。

阳跷起于跟内，出外踝，直上循股外廉，循胁后髀上，行肩膊外，上挟口吻至目内，上行发际后入风池。

动苦缓纵不收，阴缓而阳急阳跷脉急，当从外踝以上急，内踝以上缓，腰背痛，羊痫倒仆多发于日，恶风偏枯，瘑①痹体强，目瞑不得瞑。其脉寸口左右弹，浮而细绵绵者，阳跷也。

阴跷起于然谷之后，上内踝之上，直上循阴股，入阴中，上循胸里，入缺盆，上出人迎之前，入鼻，属目内眦，至咽喉，交贯冲脉。

动苦拘急不弛，阳缓而阴急阴跷脉急，当从内踝以上急，外踝以上缓，少腹痛，里急，腰痛相引阴中，男子阴疝，女子漏下不止，癫疾寒热多发于夜，皮肤淫痹，风痉瘛瘲，目闭不能开。其脉尺内左右弹，沉而细绵绵者，阴跷也。

带脉起于季肋，围身一周，如束带然。与足少阴会于十四椎自上而下则十四椎，自下而上则七节。十二经与奇经七

---

① 瘑（qún 群）：肢体麻痹。

脉，皆上下周流，惟带脉横束如带，而冲任二脉，循腹胁，夹脐傍，传流于气冲，属于带脉，络于冲脉。冲督任三脉同起而异行，一源而三岐，皆络带脉。

动苦腹满，腰溶溶若坐水中，腰腹纵，如囊水状，妇人腰痛少腹痛，里急瘛瘲，牵引季肋下空软处，月事不调，赤白带下。其脉中部左右弹而横滑者，带脉也。

运 气

谚云：不读五运六气，检遍方书何济①。所以稍涉医理者，动以司运为务。曷②知《天元纪》③ 等篇，本非《素问》原文，王氏④取《阴阳大论》⑤ 补入经中，后世以为古圣格言，孰敢非之。其实无关于医道也。况论中明言，时有常位而气无必然，犹谆谆详论者，不过穷究其理而已。纵使胜复有常，而政分南北，四方有高下之殊，四序有非时之化，百步之内，晴雨不同，千里之外，寒暄⑥各异，岂可以一定之法，而测非常之⑦变耶。故余仅取司运规例，详释其义，以资顾问。其《六元正纪》⑧ 中之某

① 济：帮助。
② 曷：怎么。文言代词，表疑问。
③ 天元纪：指《素问·天元纪大论篇》。
④ 王氏：指唐代医家王冰，撰《重广补注黄帝内经素问》。
⑤ 阴阳大论：古医书名。
⑥ 暄：暖。
⑦ 常之：原脱，据玉芝堂本补。
⑧ 六元正纪：指《素问·六元正纪大论篇》。

岁某气当见某病，世所最重者，概不采录。

甲己之岁，土运统之；乙庚之岁，金运统之；丙辛之岁，水运统之；丁壬之岁，木运统之；戊癸之岁，火运统之。

五运之化有常数，客主之运有遁代。盖六气之有主客，五运亦有主客。主运皆起于角，以次相生。如木主春令而为角，火主夏令而为徵，土主长夏而为宫，金主秋令而为商，水主冬令而为羽。每运得七十三日五刻，与六步主气同，但岁气有阴阳，主运分太少。假如甲年为阳土，则主运始太角，而生少徵太宫少商太羽；己为阴土，则主运始少角，而生太徵少宫太商少羽，此主运之气，必始于角而终于羽也。客运亦一年五步。假如甲己为土运。甲属阳土，甲年则太宫为初运，少商为二运，太羽为三运，少角为四运，太徵为终运。己属阴土，己年则少宫为初运，太商为二运，少羽为三运，太角为四运，少徵为终运。太少相生，凡十年一主令而竟天干也。但主运则必始于角，而终于羽。客运则以本年中运为初运，以次相生。此主运客运之所以有异也。

子午之岁，上见少阴；丑未之岁，上见太阴；寅申之岁，上见少阳；卯酉之岁，上见阳明；辰戌之岁，上见太阳；巳亥之岁，上见厥阴。

主气者，地气也。如厥阴风木主初气，少阴君火为二气，少阳相火为三气，太阴湿土为四气，阳明燥金为五气，太阳寒水为终气。君相二火相随，为一岁之主，有常无变，故少阳相火继君火行令，循序而生湿土，所以太阴土居相火之后，气之顺行者也。客气者，天气也。如子午则太阳为初气，厥阴为二气，少阴为三气，太阴为四气，少阳为五气，阳明为终气。丑未则厥阴为初气，寅申则少阴为初气，卯酉则太阴为初气，辰戌则少阳为初气，巳亥则阳明为初气。盖初气皆起地之左，间也，而客气之湿土，居相火之前，乃阴阳先后之数也。按：六气分正化对化。如子丑寅卯辰巳为对化，对司化令之虚，则胜而有复。午未申酉戌亥为正化，正司化令之实，则胜而不复。

帝曰：胜复之动，时有常乎？气有必乎？岐伯曰：时有常位，而气无必也。帝曰：愿闻其道也。岐伯曰：初气终三气，天气主之，胜之常也。四气尽终气，地气主之，复之常也。有胜则复，无胜则否。

帝曰：天地之气，何以候之？岐伯曰：天地之气，胜复之作，不形于诊也。《脉法》曰：天地之变，无以脉诊，此之谓也。帝曰：间气如何？岐伯曰：随气所在，期于左右。帝曰：期之奈何？岐伯曰：从其气则和，违其气则病，不当其位者病，迭移其位者病，失守其位者危，尺寸反者死，阴阳交者死。先立其年，以知其气，左右应见，然后乃可以言死生逆顺也。

论言人迎与寸口相应，若引绳大小齐等，命曰平。阴之所在寸口何如？岐伯曰：视岁南北，可知矣。

甲子　甲午　南政少阴司天，阳明在泉，则两寸不应初气太阳，二气厥阴，三气少阴，四气太阴，五气少阳，终气阳明。

己巳　己亥　南政厥阴司天，少阳在泉，则右寸不应初气阳明，二气太阳，三气厥阴，四气少阴，五气太阴，终气少阳。

己丑　己未　南政太阴司天，太阳在泉，则左寸不应初气厥阴，二气少阴，三气太阴，四气少阳，五气阳明，终气太阳。

己卯　己酉　南政少阴在泉，阳明司天，则两尺不应初气太阴，二气少阳，三气阳明，四气太阳，五气厥阴，终气少阴。

甲寅　甲申　南政厥阴在泉，少阳司天，则左尺不应初气少阴，二气太阴，三气少阳，四气阳明，五气太阳，终气厥阴。

甲辰　甲戌　南政太阴在泉，太阳司天，则右尺不应初气少阳，二气阳明，三气太阳，四气厥阴，五气少阴，终气太阴。

丙戊庚　壬子午　北政少阴司天，阳明在泉，则两尺不应初气太阳，二气厥阴，三气少阴，四气太阴，五气少阳，终气阳明。

乙辛丁　癸巳亥　北政厥阴司天，少阳在泉，则左尺不应初气阳明，二气太阳，三气厥阴，四气少阴，五气太阴，终气少阳。

乙辛丁　癸丑未　北政太阴司天，太阳在泉，则右尺不应初气厥阴，二气少阴，三气太阴，四气少阳，五气阳明，终气太阳。

乙辛丁　癸卯酉　北政少阴在泉，阳明司天，则两寸不应初气太阴，二气少阳，三气阳明，四气太阳，五气厥阴，终气少阴。

丙戊庚　壬寅申　北政厥阴在泉，少阳司天，则右寸不应初气少阴，二气太阴，三气少阳，四气阳明，五气太阳，终气厥阴。

丙戊庚　壬辰戌　北政太阴在泉，太阳司天，则左寸不应初气少阳，二气阳明，三气太阳，四气厥阴，五气少阴，终气太阴。

诸不应者，反其诊则见矣。

司天在泉四间气者，客气之六步也。凡初气为左间，二气为右间，三气为司天，四气为左间，五气为右间，终气为在泉。故曰：司左右者为间气，每气各主一步。又司天主上半年，在泉主下半年，故曰：岁半以前，天气主之，岁半以后，地气主之。

南北政者，即甲己为南政，余为北政是也。谓南政之年，南面行令，其气在南，故寸为上而尺为下，左右俱同。北政之岁，北面受令，其气在北，故尺应上而寸应下，是以司天应两尺，在泉应两寸也。

脉不应者，指少阴所居之处而言，故曰阴之所在。而三阴以少阴居中，太阴居左，厥阴居右，随南北二政以定上下也。故曰诸不应者，反其诊则见矣。反其诊者，谓南北相反而诊之，北政之年，少阴司天，则两尺不应；太阴司天，则少阴在右，所以右尺不应；厥阴司天，则少阴在左，所以左尺不应。南政之年，少阴在泉，则两尺不应；太阴在泉，则少阴在右，所以右尺不应；厥阴在泉，则少阴在左，所以左尺不应也。

厥阴司天，其化以风；少阴司天，其化以热；太阴司天，其化以湿；少阳司天，其化以火；阳明司天，其化以燥；太阳司天，其化以寒。以所临脏位，命其病者也。

厥阴之至其脉弦，少阴之至其脉钩，太阴之至其脉沉，少阳之至大而浮，阳明之至短而涩，太阳之至大而长。至而和则平，至而甚则病，至而反者病，至而不至者病，未至而至者病，阴阳易者死。

大寒至春分为初之气，厥阴风木主令，其脉乍大乍小、乍短乍长。

春分至小满为二之气，少阴君火主令，其脉浮大而短。

小满至大暑为三之气，少阳相火主令，其脉洪大而长。

大暑至秋分为四之气，太阴湿土主令，其脉缓大而长。

秋分至小雪为五之气，阳明燥金主令，其脉紧细而微。

小雪至大寒为终之气，太阳寒水主令，其脉沉短而敦。

方　宜

医以天下民生为己任，当具通天下之才识，非胶执一己之见、固守一隅之法者之所能管窥也。吾吴为五方杂处之地，南北士商云集，苟未明水土之刚柔，风气之强弱，资禀之偏胜，而欲妄治遐方①游客，或客游他地治病，则与圆枘方凿②何异哉？况客游治病，与治游客之病，其法悬殊。设游艺③他方，惟随其地之风土，若遐方流寓，又须详彼处之资禀，此地之风土，方始合宜。故《经》有一病而治各不同，地势使然之语。圆机之士，能于是触类旁推，匪特行之方内，虽广诸异域可以无间然矣。

东方发育之地，土膏气泽，冬鲜凛冽之寒，四序常行春令。俗尚华而少实，病多热中疏理，而无真中风寒，即使外感内伤，总由理疏邪入，中热气伤所致。详热中疏理四字，已道尽东方元气病情矣。按吴越皆居东方，而江南元气最薄，病则虚热居多，温顺为宜，苦寒切禁。江北则接壤东鲁，其间元气虚实兼半，寒热补泻随宜。江左地气稍厚，略觉柰病胜药。江右则南近闽粤，内连荆楚，得火土之余气，是以不任温补，然亦不胜峻攻，惟清理中外为宜。大抵东方所禀孱弱，宜宗东垣、复庵④，而丹溪则宜于江之左右，新甫⑤则偏宜江南，若河间、戴人⑥之法，非

---

① 遐方：远方。

② 圆枘（ruì 瑞）方凿：喻格格不入。枘，榫头。凿，将要插入榫头的孔。圆形榫头不能插入方形孔中，喻不相投合。

③ 游艺：游学。

④ 复庵：疑为戴思恭，字元礼，明代医家，著《证治要诀》。

⑤ 新甫：薛己，字新甫，明代医家，著《外科枢要》《内科摘要》等。

⑥ 戴人：张从正，字子和，号戴人。著《儒门事亲》。

西北资禀刚厚人，断断不可效用也。

南方长养之处，阳盛气泄，穷冬恒服绨①衣，四序常行夏令。缪仲淳②云：阳燠③既泄，则使人本气不坚。民虽致理，而雾露不时蒸发，人触之者，未免多挛痹之患。其稍不致者，则有瘴疠之虞矣。即居恒无病之人，气多上壅而少下降，以故时嚼槟榔，唾皆赤色，是以土人有"天蛮不下雪，地蛮不落叶，人蛮口唾血"之语。其患瘴疠之证，亦发热颅胀，胸满呕逆，与伤寒相似，但治法与伤寒迥异。感之轻者，但食槟榔，祛散滞气，胸膈宽舒即愈。重则必需芳香正气之剂，开发中气为主，若误行发表，则阳气愈泄，表气愈虚，邪乘虚扰，发热愈无底止矣。凡岭南烟瘴之乡，天晴亦多雾露，罕见日色，岚湿与暗霭④交升，蛊毒与鬼蜮并疟，感之必内应湿土，中气先伤，故瘴疠之治，与疫疠仿佛。但广粤正向离明⑤，黔滇斜临坤位⑥，咸多湿热气蒸，闽虽未逾梅岭，已得南方气候，水土皆泄而不收。纵有大头瘟、虾蟆瘟⑦等疫，悉属阳邪，其毒亦易解散，非若北方之地脉坚厚，阴邪积而不发，发

---

① 绨（chī 吃）：细葛布。
② 缪仲淳：即缪希雍。明代医家，字仲淳，号慕台。著有《神农本草经疏》《先醒斋医学广笔记》等。
③ 燠（yù 玉）：热。
④ 暗霭（ǎn ài 岸爱）：天色昏暗的样子。
⑤ 离明：南方方位。按后天八卦南方为离卦。
⑥ 坤位：西南。按后天八卦西南方为坤卦。
⑦ 虾蟆瘟：病名。指痄腮或颜面丹毒等病证。

则旦发夕死，如疙瘩瘟、黑骨瘟等证之暴绝也。

西方收引之界，金沙之域，地高土厚多风，四序常行秋令。其俗刚毅而不阿，其民不衣而褐荐①，华实而脂肥，则知西蜀禀赋与关西无异。然蜀直指兑泽②，元气与人文俱厚，有三峡倒流之势。关西③正当北斗，地气与人材俱伟，有剑倚崆峒④之概。以其材质俱俊，表里俱充，故邪弗能伤之也。惟是内气壅盛，故病宜毒药，如西域倒仓⑤、子和涌下等法。观《内经》病生于内，治宜毒药。一方风气主治，了无余蕴矣。

北方闭藏之境，阴盛气沉，春夏草木不生，四序常行冬令。民禀坎水而生，故常以水为事，且性好乳食，所以藏寒生满，则内因之证也。至于乐野处，冒风沙，历冰雪，其寒可以断指裂肤，反不言伤寒之病者，以致理惯拒严寒，虽有大风苛毒，弗之能害，即得伤之，其气坚固不能便入于里。故感之轻者，但需鸡汤面食，助其肝，实其胃，自能祛邪作汗；若伤之重者，竟行辛热表散，里气壅滞，便与苦寒峻攻，非若东南之元气瘠薄，投剂稍重便致变证蜂起也。惟是肾气素劳之人，邪乘虚入，而为卒中之

----

① 褐荐：以粗布和草席作为衣服。褐，粗布或粗布衣，通常用葛、兽毛、粗麻制成。荐，草席。
② 兑泽：西方。按后天八卦方位兑为西方，代表泽。
③ 关西：泛指函谷关或潼关以西地区。
④ 剑倚崆峒：形容勇武。古人多以崆峒为武林胜地。
⑤ 倒仓：即倒仓法，其方传于西域异人。

患者，是必峻用温补，然煤火内蕴，须兼苦降之味，以防火炎竭泽之虞。盖煤为水土之精，人食其爨①，长气于阴中之阳，所以力能壮火伤阴，可不预为调制乎。复有车尘马足之劳，不内外因之候，又宜导气和中，不宜升发温补，若以南方内伤劳倦例治之，愈益其壅满矣。然燕与晋鲁皆北，燕则左河右岱，地气最厚；鲁虽偏居艮土②，风气已北；晋抵关西，惟一河之限，元气之充实，大率相类，其治亦相类。

中央正中之位，水土平湿，万类各得其和，四序各行其令。民虽食杂不劳，而多痿厥寒热者，良由水土平湿使然。以其食杂不劳，元气平治，所伤亦轻，故导引按跷，便可愈之，不必毒药内治，针石外治也。然此言平气所致，若伤寒卒病，其可拘于此例乎。盖中央虽居正位，四维八埏③之气，皆得干之，所以仲景有寒热补泻之不同，立法皆随病制宜，以为天下万世则，而于中州更宜。

按：仲景为南阳圣医，吏治长沙，皆不离洛楚之地。夫洛与楚，皆居中央。而楚则交界江右，稍偏于南，所以一切温补皆为掣肘，以其地气浑厚，民多温饱，是以不须补益；洛则水土平湿，平湿则气柔，气柔则受补矣。《经》言，治所以异，而病皆愈者，得病之情，知治之大体也。

---

① 爨（cuàn 窜）：烹煮。这里引申为烹煮的食物。

② 艮土：东北方位。按后天八卦艮为东北方。

③ 埏（yán 言）：地的边沿。

校注后记

一、作者及生平

《伤寒兼证析义》，清·张倬著。张倬，字飞畴，江南长洲（今江苏省吴县）人。生平不详。其父张璐，字路玉，晚号石顽老人，与喻昌、吴谦齐名，共誉为我国清初三大医家，著有《伤寒缵论》《伤寒绪论》《张氏医通》《本经逢原》《诊宗三昧》等著作。其兄张登，字诞先，著有《伤寒舌鉴》一卷。

其父张璐生于明万历四十五年（1617），卒于清康熙三十八年（1699），享年八十二岁。张氏出身于仕宦之家，自幼习儒，在明末战乱时期，曾隐居于洞庭山中十余载，专心钻研医术。明亡后弃儒业医，孜孜不倦于此，凡六十余年。业医之余，不忘泽及后人，故一生著述颇多，尤其对《伤寒论》颇有研究。其子张登、张倬皆继承家学，学术上受其父之影响颇深，这些在《伤寒兼证析义》中都有体现。

张倬认为，伤寒与杂病虽各不相同，但又不可分割。他抨击了"伤寒以攻邪为务，杂病以调养为先"的世俗之见，认为攻邪调养，在各类病中均有侧重，两法在伤寒与杂病中可以互相应用。其理由是，伤寒之病虽为邪气主病，但邪气常损伤正气，导致正气虚衰，因而伤寒病亦可采用扶正之法。反之杂病亦有因邪而至者，则当取攻邪之法治疗。

作者极力推崇李东垣补中益气、甘温除热之法。论内伤兼伤寒时，提出不可因内伤一味温补，亦不可因外感一味攻邪，指出东垣之补中益气汤虽专为内伤脾胃而设，然若邪乘虚入，必于方中稍加表药，热服取汗最捷，故治脾虚气陷泻痢兼伤寒者，必于补中益气汤中加风药胜湿乃愈。

二、著作及版本

据《中国中医古籍总目》（以下简称《总目》）载，《伤寒兼证析义》成书于清康熙四年（1665），现存版本共17种。经调研整理，现将各版本概况分述如下。

《总目》载现存最早的版本为清康熙六年（1667）金阊书业堂刻本（附《伤寒舌鉴》）。金阊书业堂为清康熙年间苏州较大刻书堂，张氏乃江苏吴县人，其书刊刻于金阊亦在情理之中，且据考证，张飞畴著《伤寒兼证析义》确实曾经金阊刘任之梓行。刘任之，清康熙年间旌德（今安徽宣城）人，刻字工人，曾刻过《苏州府志》。然而本次调研未找到原书。

另经调研发现，南京中医药大学图书馆馆藏清康熙二十八年（1689）即墨郭琇刻本和武汉大学图书馆医学分馆馆藏清光绪二十一年（1895）上海书局石印本仅存于目录当中，并未有原书留存，恐已亡佚。

《总目》载安徽中医学院图书馆馆藏《伤寒兼证析义》石印本，实为铅印本，与中国中医科学院图书馆馆藏铅印本为同一版本。杭州图书馆馆藏清光绪二十五年（1899）刻本，经比较发现，同北京中医药大学图书馆馆藏思德堂刻本为同一版本。

　　另外，清刻本大多没有具体的年代，正文首页多有"门人王朝鼎禹九　苏继瞻尊其较"字样，且多为九行。仅吉林省图书馆馆藏有十行清刻本。但内容同九行本没有较大差异。

　　经调研本书现存最早版本为清康熙六年（1667）隽永堂藏板《伤寒大成》。此书一刻《伤寒缵论》，一刻《伤寒绪论》，一刻《诊宗三昧》，附《伤寒舌鉴》《伤寒兼证析义》，由吴门张路玉先生纂述。此书包含完整《伤寒兼证析义》，有陆序、目录、附录、正文，且正文首页有"长洲张倬飞畴 著"、"门人王朝鼎禹九　苏继瞻尊其较"字样。因此此次整理以此本（又称"隽永堂本"）为底本进行校注。

　　清康熙七年（1668）刻本，排版、字体、内容、断痕与1667年隽永堂本同。仅正文首页校者与隽永堂本有异，有"雁门文捑宾日较"字样。因其与底本内容没有较大差异，属同一版本系统，故不选为校本。

　　日本享保十三年（1728）东都玉芝堂刻本，刻工精良，字迹清晰，内容完整，且为善本，具有较高的文献价值。此本有《重刻伤寒兼证析义序》，并有伊东定干贞卿句读，重刻时极大地保存了原书风貌，因此书刊刻较早，内容完整，有极大的参考价值，故选为主校本。

日本文化一年（1804）思德堂刻本亦西斋藏板，此书为翻刻《伤寒大成》本，内容与1667年隽永堂本同，与底本属同一版本系统，故不选为校本。

清光绪二十年（1894）上海图书集成印书局铅印本，此书与刻本风格迥异，行数多，字数多，但内容同底本没有较大差异，且年代较近，品相一般，故不选为校本。

清光绪三十三年（1907）上海书局石印本，此书同刻本风格迥异，行数多，字数多，字迹清晰，内容完整，品相较好，但内容同底本没有显著差异，且年代较近，故不选为校本。

抄本，具体年代不详，两册一函，且为摘录，附录部分经脉和奇经部分未抄录，内容不完整。虽然版本不同于底本，但从年代和内容看不符合校本要求，故不选为校本。

另有丛书类三种如下：

《张氏医书七种》，辑刊于1699年，除上述《伤寒大成》五部著作外，另加《张氏医通》和《本经逢原》。其中《张氏医通》共十六卷，由张璐撰于康熙三十四年（1695），现有1801年清刻本、1894年铅印本、1899年刻本、1925年上海锦章书局石印本同德堂版等。因年代晚于主校本和参校本，故不选做校本。

《四库全书》，清乾隆年间编纂，历时十年（1772－1781），是中国历史上规模最大的丛书。现有景印文渊阁《四库全书》，子部八九医家类第七八三册收录本书，全书具有较高学术和文献价值。因此本为清乾隆年间刊刻，时间早，与本书初刻本相差仅百年，且为官修本，由名家辑录，内容完整，错误较少，校刻精当，故选为参校本。

《中国医学大成》，曹炳章辑，刊于1936年。其中第六集外感病类伤寒丛刊收录本书。因此本为近代著作，年代较近，故不选为校本。

综上所述，《伤寒兼证析义》现存版本为12种。分别是清康熙七年（1668）刻本（雁门文掞宾日较）、日本享保十三年（1728）东都玉芝堂刻本、日本文化一年（1804）思德堂刻本亦西斋藏板、清光绪二十年（1894）上海图书集成印书局铅印本、清光绪三十三年（1907）上海书局石印本、清刻本九行本、清刻本十行本、抄本以及《伤寒大成》《张氏医书七种》《四库全书》《中国医学大成》。

三、著作的学术影响

本书内容短小精悍，在浩瀚的中医古籍中占有一席之地。除收载于《伤寒大成》《张氏医书七种》等家传本外，《四库全书》亦有收载，见于子部八九医家类第七八三册。

《四库全书总目提要》卷一百四子部十四医家类二有载："《伤寒兼证析义》一卷（浙江巡抚采进本），国朝张倬撰。倬字飞畴，吴江人。张登弟也。是书专论伤寒而挟杂病者，分中风、虚劳、中满肿胀、噎膈反胃、内伤、宿食、咳嗽、咽干闭塞、头风、心腹痛、亡血、多汗、积聚动气、疝气、淋浊、泻痢、胎产凡十七种，设为问答，以发明之。案《伤寒论》所论合病并病止言六经兼证，而不及杂病。医家不明兼证之意，往往于脉证参差之际，或顾彼而失此，或治此而妨彼，为害颇深。此书一一剖析，使治病者不拘于一隅，不惑于多歧，亦可谓有功于伤寒矣"。由此可见，张倬此书堪为解惑答疑、羽翼伤寒之佳作，《四库》收之，名副其实。

清代医家汪琥对伤寒之学颇有研究，足可列仲景门墙，博览前人伤寒著作后言道："《伤寒兼证析义》张路玉次子张倬飞畴氏著，书只一卷，言中风虚劳胀满之人，有病伤寒者，谓之兼证，设为问答，共十七论，末后又附以十二经、八脉、五运六气、方宜等说，极为明备。但其所用方药，亦多偏僻，恐难取正也"。此论可谓有褒有贬，较为中肯。

我们认为，张倬虽医名不及其父，但其所著《伤寒兼证析义》一书对伤寒确实有所创见，正如陆序之评价，此书"综百家之说"，"此书成而兼证之治始有指南"，且此书所论深入浅出，通俗易懂，有医案佐证，简单明了，其所设问答皆从临床实际出发，极有针对性，不论对医理研究或是中医临床均大有裨益。

总 书 目

医　经

内经博议

内经提要

内经精要

医经津渡

素灵微蕴

难经直解

内经评文灵枢

内经评文素问

内经素问校证

灵素节要浅注

素问灵枢类纂约注

清儒《内经》校记五种

勿听子俗解八十一难经

黄帝内经素问详注直讲全集

基础理论

运气商

运气易览

医学寻源

医学阶梯

医学辨正

病机纂要

脏腑性鉴

校注病机赋

内经运气病释

松菊堂医学溯源

脏腑证治图说人镜经

脏腑图书症治要言合璧

伤寒金匮

伤寒考

伤寒大白

伤寒分经

伤寒正宗

伤寒寻源

伤寒折衷

伤寒经注

伤寒指归

伤寒指掌

伤寒选录

伤寒绪论

伤寒源流

伤寒撮要

伤寒缵论

医宗承启

桑韩笔语

伤寒正医录

伤寒全生集

伤寒论证辨

伤寒论纲目

伤寒论直解

I

伤寒论类方　　　　　　脉义简摩

伤寒论特解　　　　　　脉诀汇辨

伤寒论集注（徐赤）　　脉学辑要

伤寒论集注（熊寿试）　脉经直指

伤寒微旨论　　　　　　脉理正义

伤寒溯源集　　　　　　脉理存真

订正医圣全集　　　　　脉理宗经

伤寒启蒙集稿　　　　　脉镜须知

伤寒尚论辨似　　　　　察病指南

伤寒兼证析义　　　　　崔真人脉诀

张卿子伤寒论　　　　　四诊脉鉴大全

金匮要略正义　　　　　删注脉诀规正

金匮要略直解　　　　　图注脉诀辨真

高注金匮要略　　　　　脉诀刊误集解

伤寒论大方图解　　　　重订诊家直诀

伤寒论辨证广注　　　　人元脉影归指图说

伤寒活人指掌图　　　　脉诀指掌病式图说

张仲景金匮要略　　　　脉学注释汇参证治

伤寒六书纂要辨疑

伤寒六经辨证治法　　　　**针灸推拿**

伤寒类书活人总括　　　针灸节要

张仲景伤寒原文点精　　针灸全生

伤寒活人指掌补注辨疑　针灸逢源

　　　　诊　　法　　　备急灸法

脉微　　　　　　　　　神灸经纶

玉函经　　　　　　　　传悟灵济录

外诊法　　　　　　　　小儿推拿广意

舌鉴辨正　　　　　　　小儿推拿秘诀

医学辑要　　　　　　　太乙神针心法

　　　　　　　　　　　杨敬斋针灸全书

本　草

药征

药鉴

药镜

本草汇

本草便

法古录

食品集

上医本草

山居本草

长沙药解

本经经释

本经疏证

本草分经

本草正义

本草汇笺

本草汇纂

本草发明

本草发挥

本草约言

本草求原

本草明览

本草详节

本草洞诠

本草真诠

本草通玄

本草集要

本草辑要

本草纂要

识病捷法

药性提要

药征续编

药性纂要

药品化义

药理近考

食物本草

食鉴本草

炮炙全书

分类草药性

本经序疏要

本经续疏证

本草经解要

青囊药性赋

分部本草妙用

本草二十四品

本草经疏辑要

本草乘雅半偈

生草药性备要

芷园臆草题药

类经证治本草

神农本草经赞

神农本经会通

神农本经校注

药性分类主治

艺林汇考饮食篇

本草纲目易知录

汤液本草经雅正

新刊药性要略大全

淑景堂改订注释寒热温平药性赋

方 书

医便

卫生编

袖珍方

仁术便览

古方汇精

圣济总录

众妙仙方

李氏医鉴

医方丛话

医方约说

医方便览

乾坤生意

悬袖便方

救急易方

程氏释方

集古良方

摄生总论

摄生秘剖

辨症良方

活人心法（朱权）

卫生家宝方

见心斋药录

寿世简便集

医方大成论

医方考绳愆

鸡峰普济方

饲鹤亭集方

临症经验方

思济堂方书

济世碎金方

揣摩有得集

亟斋急应奇方

乾坤生意秘韫

简易普济良方

内外验方秘传

名方类证医书大全

新编南北经验医方大成

临证综合

医级

医悟

丹台玉案

玉机辨症

古今医诗

本草权度

弄丸心法

医林绳墨

医学碎金

医学粹精

医宗备要

医宗宝镜

医宗撮精

医经小学

医垒元戎

证治要义

松厓医径

扁鹊心书

素仙简要

慎斋遗书

折肱漫录

济众新编

丹溪心法附余

方氏脉症正宗

世医通变要法

医林绳墨大全

医林纂要探源

普济内外全书

医方一盘珠全集

医林口谱六治秘书

温　病

伤暑论

温证指归

瘟疫发源

医寄伏阴论

温热论笺正

温热病指南集

寒瘟条辨摘要

内　科

医镜

内科摘录

证因通考

解围元薮

燥气总论

医法征验录

医略十三篇

琅嬛青囊要

医林类证集要

林氏活人录汇编

罗太无口授三法

芷园素社痎疟论疏

女　科

广生编

仁寿镜

树蕙编

女科指掌

女科撮要

广嗣全诀

广嗣要语

广嗣须知

孕育玄机

妇科玉尺

妇科百辨

妇科良方

妇科备考

妇科宝案

妇科指归

求嗣指源

坤元是保

坤中之要

祈嗣真诠

种子心法

济阴近编

济阴宝筏

秘传女科

秘珍济阴 外科真诠

黄氏女科 枕藏外科

女科万金方 外科明隐集

彤园妇人科 外科集验方

女科百效全书 外证医案汇编

叶氏女科证治 外科百效全书

妇科秘兰全书 外科活人定本

宋氏女科撮要 外科秘授著要

茅氏女科秘方 疮疡经验全书

节斋公胎产医案 外科心法真验指掌

秘传内府经验女科 片石居疡科治法辑要

儿　科

婴儿论

幼科折衷

幼科指归

全幼心鉴

保婴全方

保婴撮要

活幼口议

活幼心书

小儿病源方论

幼科医学指南

痘疹活幼心法

新刻幼科百效全书

补要袖珍小儿方论

儿科推拿摘要辨症指南

外　科

大河外科

伤　科

正骨范

接骨全书

跌打大全

全身骨图考正

伤科方书六种

眼　科

目经大成

目科捷径

眼科启明

眼科要旨

眼科阐微

眼科集成

眼科纂要

银海指南

明目神验方

银海精微补

医理折衷目科　　　　　　　北行日记

证治准绳眼科　　　　　　　李翁医记

鸿飞集论眼科　　　　　　　两都医案

眼科开光易简秘本　　　　　医案梦记

眼科正宗原机启微　　　　　医源经旨

咽喉口齿　　　　　　　　沈氏医案

　　　　　　　　　　　　　易氏医按

咽喉论　　　　　　　　　　高氏医案

咽喉秘集　　　　　　　　　温氏医案

喉科心法　　　　　　　　　鲁峰医案

喉科杓指　　　　　　　　　赖氏脉案

喉科枕秘　　　　　　　　　瞻山医案

喉科秘钥　　　　　　　　　旧德堂医案

咽喉经验秘传　　　　　　　医论三十篇

　　　　　　　　　　　　　医学穷源集

养　　生　　　　　　　　吴门治验录

　　　　　　　　　　　　　沈芊绿医案

易筋经　　　　　　　　　　诊余举隅录

山居四要　　　　　　　　　得心集医案

寿世新编　　　　　　　　　程原仲医案

厚生训纂　　　　　　　　　心太平轩医案

修龄要指　　　　　　　　　东皋草堂医案

香奁润色　　　　　　　　　冰壑老人医案

养生四要　　　　　　　　　芷园臆草存案

养生类纂　　　　　　　　　陆氏三世医验

神仙服饵　　　　　　　　　罗谦甫治验案

尊生要旨　　　　　　　　　临证医案笔记

黄庭内景五脏六腑补泻图　　丁授堂先生医案

医案医话医论　　　　　　张梦庐先生医案

纪恩录

胃气论

养性轩临证医案　　　医学集成（傅滋）

养新堂医论读本　　　医学辩害

祝茹穹先生医印　　　医经允中

谦益斋外科医案　　　医钞类编

太医局诸科程文格　　证治合参

古今医家经论汇编　　宝命真诠

莲斋医意立斋案疏　　活人心法（刘以仁）

医　史
　　　　　　　　　　家藏蒙筌

医学读书志　　　　　心印绀珠经

医学读书附志　　　　雪潭居医约

综　合
　　　　　　　　　　嵩厓尊生书

元汇医镜　　　　　　医书汇参辑成

平法寓言　　　　　　罗氏会约医镜

寿芝医略　　　　　　罗浩医书二种

杏苑生春　　　　　　景岳全书发挥

医林正印　　　　　　寿身小补家藏

医法青篇　　　　　　胡文焕医书三种

医学五则　　　　　　铁如意轩医书四种

医学汇函　　　　　　脉药联珠药性食物考

医学集成（刘仕廉）　汉阳叶氏丛刻医集二种